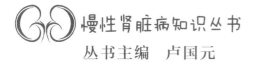
慢性肾脏病知识丛书

丛书主编 卢国元

慢性肾脏病替代治疗的那些事

陈 强 编著

U0379620

苏州大学出版社
Soochow University Press

图书在版编目(CIP)数据

慢性肾脏病替代治疗的那些事／陈强编著. —苏州：
苏州大学出版社,2022.4
（慢性肾脏病知识丛书／卢国元主编）
ISBN 978-7-5672-3775-9

Ⅰ.①慢… Ⅱ.①陈… Ⅲ.①慢性病－肾疾病－治疗
Ⅳ.①R692.05

中国版本图书馆 CIP 数据核字(2021)第 257877 号

书　　名:慢性肾脏病替代治疗的那些事
编　　著:陈　强
责任编辑:李寿春
助理编辑:何　睿
装帧设计:吴　钰
插画设计:雷雁彬

出版发行:苏州大学出版社(Soochow University Press)
社　　址:苏州市十梓街1号　邮编:215006
印　　刷:苏州工业园区美柯乐制版印务有限责任公司
邮购热线:0512-67480030
销售热线:0512-67481020

开　　本:700 mm×1 000 mm　1/16　印张:8.25　字数:99 千
版　　次:2022 年 4 月第 1 版
印　　次:2022 年 4 月第 1 次印刷
书　　号:ISBN 978-7-5672-3775-9
定　　价:30.00 元

图书若有印装错误,本社负责调换
苏州大学出版社营销部　电话:0512-67481020
苏州大学出版社网址　http://www.sudapress.com
苏州大学出版社邮箱　sdcbs@ suda.edu.cn

慢性肾脏病知识丛书

丛 书 主 编：卢国元　苏州大学附属第一医院　主任医师

丛书副主编：沈　蕾　苏州大学附属第一医院　主任医师

陈　强　苏州市立医院北区　主任医师

沈华英　苏州大学附属第二医院　主任医师

孔维信　上海交通大学医学院附属苏州九龙

医院　主任医师

丛 书 编 委：（按姓氏拼音排序）

陈凤玲　苏州大学附属第一医院　副主任医师

狄伟南　苏州市立医院东区　主任医师

金东华　苏州高新区人民医院　副主任医师

宋　锴　苏州大学附属第二医院　主任医师

徐　燕　苏州市第九人民医院　副主任医师

叶建明　昆山市第一人民医院　主任医师

周　玲　苏州大学附属第一医院　主任医师

本书编委会

主　　任：陈　强　苏州市立医院北区　主任医师

副 主 任：陈凤玲　苏州大学附属第一医院　副主任医师

　　　　　叶建明　昆山市第一人民医院　主任医师

编　　委：（按姓氏拼音排序）

　　　　　华　青　苏州市立医院北区　副主任医师

　　　　　黎　曼　苏州市立医院北区　副主任医师

　　　　　王一琳　苏州大学附属第一医院　医师

　　　　　徐德宇　苏州大学附属第一医院　副主任医师

　　　　　郁丽霞　昆山市第一人民医院　主任医师

　　　　　张小攀　苏州大学附属第一医院　医师

总 序
General Preface

　　据 2012 年发表在《柳叶刀》杂志上的流行病学研究显示，我国慢性肾脏病的总患病率高达 10.8%，总患病人数约为 1.2 亿。慢性肾脏病患者数量庞大，该疾病也正在成为全球性公共健康问题。鉴于此，国际肾脏病学会与国际肾脏基金联盟联合提议，决定从 2006 年起，将每年三月的第二个星期四定为"世界肾脏日"，目的是让大家重视慢性肾脏病，关爱慢性肾脏病患者。

　　慢性肾脏病往往起病隐匿，没有明显的症状，病因复杂，知晓率低，很多人并不重视。部分慢性肾脏病患者的病情最终演变为尿毒症，该疾病常并发心脑血管等方面的疾病，对患者的生命造成威胁的同时，还给个人、家庭和社会带来沉重的经济负担。目前，我国老龄化现象日益严重，高血压、糖尿病等疾病日渐高发，这些均是诱发慢性肾脏病的重要原因。如何早发现、早诊断，及时控制慢性肾脏病患者的病情，延缓其发展是广大医务工作者及慢性肾脏病患者都十分关注的问题。

　　目前，我国的医疗现状是临床医生精力和时间十分有限，在日常的门诊、病房的诊疗过程中，难以详细解答患者有关慢性肾脏病方方面面的问题。再加上现在各种媒体信息良莠不齐，患者往往难以获得准确、专业的知识。有的患者对慢性肾脏病放之任之，有的患者对此感到恐惧、焦虑，甚至乱投医，造成难以预料的后果。因此，苏州市肾脏病专业委员会的专家们一致认为出版一套慢性肾脏病知识丛书，系统介绍肾脏的有关知识，势在必行。在这样的背景下，"慢性肾脏病知识丛书"应运而生。

　　"慢性肾脏病知识丛书"一共分为四册，分别是《得了慢性肾脏病该怎么吃》《你必须知道的慢性肾脏病知识》《慢性肾脏病替代治疗的那些事》《慢性肾脏病用药 100 问》。这套丛书详细介绍了慢性肾脏病的基本知识、常用药物及其特点、饮食治疗和替代治疗等，希望该丛书能够给广大慢性肾脏病患者带来帮助。

这套丛书主要采用问答形式，语言生动，深入浅出，将比较专业的慢性肾脏病知识进行了科学的解读。这套丛书涉及内容较广，专业知识丰富，可作为医护人员、慢性肾脏病患者及广大关心肾脏病的朋友了解慢性肾脏病知识的一个窗口。

我们编委会全体成员在整套丛书的内容撰写、整理和校对方面尽了最大努力，但由于精力和水平有限，如有不当之处，敬请读者批评指正。

卢国元

2021 年 8 月

F 前言
oreword

全球慢性肾脏病（CKD）的发病率正随着人口老龄化的加速和糖尿病人数的攀升逐年升高，使其成为许多国家日益严峻的公共卫生问题。我国慢性肾脏病的患病率达 10.8%，患病人数超过一亿。部分患者的慢性肾脏病持续进展，最终发展为慢性肾衰竭，需要接受肾脏替代治疗（血液透析、腹膜透析或肾移植）。国家卫生健康委员会透析信息登记系统的数据显示，截止到 2020 年 12 月，我国血液透析的患者数达 70 万人，比 2011 年增长了 3.1 倍，腹膜透析人数则达 10 万人。预测我国透析人数在 2025 年可达到 90 万。我国大陆地区的透析患者人数占全球透析人数的 20%，位列全球第一。

患病是不幸的，但是随着透析技术和治疗的提升，患者透析时间明显延长，连续透析时间超过 20 年、30 年变为可能，日本最长一例患者透析时间达 51 年。因此，肾友及家属们不必用消极的心态对待它，而应该积极面对疾病，正确认识疾病，要明白慢性肾衰竭并没有那么可怕，是可以有效治疗的。不仅如此，经过评估病情，部分肾友完全可以重拾工作，回归正常生活。但是，由于腹膜透析在家完成，血液透析除了透析期间的 4 个小时外，大部分时间也不在医护人员的照顾之中，因此，要想获得高质量透析效果，离不开肾友自己及家属们的主动参与。患者要学会如何更好地护理自己，合理安排饮食，减少各种并发症的发生，提高自己的生活质量，尽可能回归正常生活。请相信作为医务工作者的我们，会永远陪伴在你们身边。为此，我们筹划编写了这本《慢性肾脏病替代治疗的那些事》，旨在竭力以通俗易懂的语言向大家讲解慢性肾脏病替代治疗的相关知识。

引起肾脏病的原因很多，除了遗传、年龄及出生时低体重等不可控因素外，慢性肾小球肾炎、高血压、糖尿病、高尿酸血症、痛风、肥胖及药物滥用等也是导致慢性肾脏病的主要原因。慢性肾衰竭是慢性肾脏病进行性发展的结局，需要接受肾脏替代治疗。本书主要围绕什么是慢性肾脏病替代治疗及替代治疗的方式、接受替代治疗前需要做哪些准备工作、何时开始替代治疗最合适等问题展开，着重介绍血液透析和腹膜透析的不同特点及各自的利弊。与透析相关的常见问题都可以在本书中找到解答：血液透析前的准备，透析通路有哪些，该如何选择；何时建立血液透析通路；发生透析并发症时如何处理；透析前后如何自我护理，注意事项有哪些；腹膜透析的置管手术和透析过程中要注意什么，出现什么情况需要及时与医生联系、及时就诊等。除此之外，本书还介绍了肾移植的配型、术前及术后的注意事项等相关知识。

本书的编纂者都是各大医院从事肾脏病透析和移植临床诊疗工作多年的专家，具有丰富的实践经验。希望通过本书的内容，肾友们，尤其是进入慢性肾衰竭阶段、需要接受肾脏替代治疗的肾友们能够更加详细地了解慢性肾脏病的相关知识，以积极心态正确应对病情变化，同时掌握一些自我监测方法，熟悉各种注意事项，与医务工作者们一起，完善定期检查，提高透析质量，减少各种并发症。祝愿每一位肾友都能回归日常工作，享受美好生活。

陈 强

2021 年 11 月

目　录

四、肾移植 / 85

一、概　述

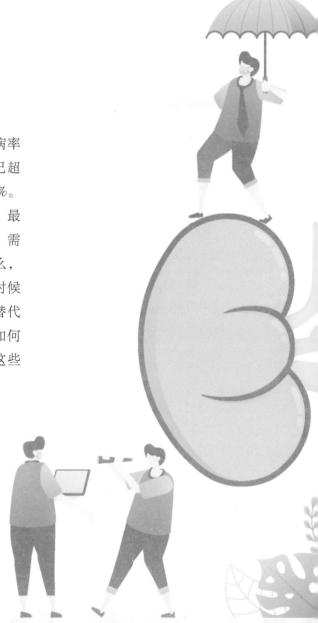

　　全球慢性肾脏病的发病率逐年升高，我国患病人数已超过一亿，患病率达到 10.8%。部分患者随着疾病的发展，最终进入了慢性肾衰竭阶段，需要接受肾脏替代治疗。那么，什么是慢性肾衰竭，什么时候需要开始接受替代治疗，替代治疗的方法有哪些，又该如何选择合适的方法呢？了解这些知识，对您来说很重要！

什么是慢性肾衰竭？

跟高血压、糖尿病一样，慢性肾脏病也是种常见病。流行病学调查发现，国内慢性肾脏病的发病率达 10.8%。

各种慢性肾脏病持续进展至后期的最终结局就是慢性肾衰竭。大家在电视、网络上常常看到的"尿毒症""慢性肾脏病 5 期"，或者"肾终末期疾病"等名称，这几个名字是不是指几种不同的疾病呢？其实它们都是指"慢性肾衰竭"，只是叫的习惯不同而已。

肾脏的功能除了排泄机体的代谢产物，调节水、电解质和酸碱平衡，维持机体内环境稳定外，还有产生促红细胞生成素等内分泌功能。慢性肾脏病一旦进展至慢性肾衰竭，则上述功能就会受严重影响，引起体内代谢废物蓄积、肾性贫血、高血压等，影响全身各个系统，患者出现疲乏、尿少、水肿、食欲不佳、恶心、胸闷等一系列表现，如果不及时治疗的话，严重时可危及生命。但是慢性肾衰竭也并非"不治之症"，现代医学已有较好的治疗方法和手段。

慢性肾脏病替代治疗的那些事

慢性肾脏病知识丛书

慢性肾衰竭患者为什么需要肾脏替代治疗？常见的肾脏替代模式有哪些？

　　肾脏是机体主要的排泄器官，负责排出体内产生的代谢废物、过多的水分，调节水、电解质和酸碱平衡，维持机体内环境稳定。除了排泄功能外，肾脏还有产生促红细胞生成素、合成活性维生素 D 等内分泌功能，对人体正常生存起重要作用。肾脏病一旦进展至尿毒症，肾脏的这些生理功能将受到明显影响，影响患者正常的生活，严重时危及生命。此时则需要采取某种治疗手段来代替肾脏的功能，即所谓的肾脏替代治疗。

　　现代医学上，目前肾脏替代治疗的主要方式包括血液透析、腹膜透析和肾移植三种。需要指出的是，血液透析和腹膜透析也只能替代肾脏的部分排泄功能，对于肾脏的内分泌功能则需要给予相关的药物治疗。成功的肾移植可完全恢复肾脏的功能。临床上需要根据患者的病情等选择合适的肾脏替代治疗方式。

一、概述

什么是血液透析？

　　血液透析常常简称为血透，是指把患者的血液引出体外，并通过一种净化装置除去血液中的多种致病物质和多余的水分，净化血液，达到治疗疾病、维持生命的目的。

　　血液透析时，患者的血液经过血管通路进入体外循环，在血泵的推动下进入透析器。透析器是血液透析清除毒素和多余水分的地方，透析器内含有由透析膜构成的平行中空纤维束，血液流经纤维束内腔，而透析液在纤维束外流动，透析膜具有半透膜的理化特点，允许小分子溶质和水分自由滤过。血液在透析器内与透析液发生溶质交换，透析后的"干净"血液再经血管通路回到患者的体内，代谢废物和多余的水分则随透析液留在体外，从而达到代替肾脏清除小分子溶质和多余水分的目的。

什么是腹膜透析？

腹膜透析常简称为腹透，是肾脏替代治疗的方法之一。其原理是利用患者自身腹膜为半透膜的特性，通过向腹腔内灌注腹膜透析液，实现血液和腹膜透析液之间的溶质交换，以清除血液内的代谢废物，维持电解质和酸碱平衡，同时清除过多的液体。

腹膜透析装置主要由腹膜透析导管、连接系统、腹膜透析液组成。腹膜透析导管是腹膜透析液进出腹腔的通路，需要通过手术置入患者腹腔。腹膜透析导管外段通过连接系统连接腹膜透析液。

腹膜透析可以由患者在家独立操作，不依赖于机器，不用在家和医院之间来回奔波，旅游或出差时不用在当地寻找血液透析室，操作也很容易，学起来很快。腹膜透析有助于保护残余肾功能，可以 24 小时持续工作，保持血压平稳，并且不增加心脏负担。

当然，腹膜透析也会存在一些并发症，如腹膜炎、腹膜透析导管漂移、腹膜透析导管隧道感染、腹膜功能衰竭等。

一、概述

慢性肾脏病知识丛书

5 血液透析和腹膜透析各有什么特点？

新近被确诊为慢性肾衰竭并准备接受透析治疗的病友常常在纠结，究竟是选择做血液透析好还是做腹膜透析好呢？确实，血液透析和腹膜透析虽然都只能部分替代肾脏功能，但是各有特点。目前的研究表明，血液透析和腹膜透析在透析初期（五年或者更长），患者的生存率无明显差别，治疗效果是一样的。

腹膜透析的优点包括操作简单，可居家透析，患者血流动力性稳定，可有效保护残余肾功能，溶质清除缓慢且对中分子物质的清除更为有效，无透析失衡、出血及凝血的危险，交叉感染机会少，治疗费用相对较低。腹膜透析也有不足之处。腹膜透析需要患者自己操作或由家人帮助操作，对居住环境有要求，腹部带有透析管造成不便，可能并发腹膜炎、腹膜透析导管漂移或堵塞、代谢并发症、腹内压增高等。

血液透析的优点是有专业医护人员帮助完成而无须在家储备治疗物品，患者可随时得到紧急救护，有安全感，通常每周只需治疗 2 ~ 3 次，且经常可以和其他透析患者进行交流。但是血液透析通常需要每周 3 次往返医院，需要依赖机器，不方便出行，需要手术造瘘，每次透析都需要穿刺 2 次，且必须按照透析中心的要求和安排决定透析时间。

现在血液透析和腹膜透析的技术都已比较成熟，选择何种透析方式须由专科医师对患者实际情况进行综合评估后做出决定。慢性肾衰竭一体化治疗方案在条件允许的情况下，推荐先做腹膜透析，当残余肾功能进一步丧失，腹膜透析清除小分子溶质不充分时，可转换成血液透析。对于全身情况比较好的患者，如果没有禁忌证，可以根据自己的喜好、便利程度、经济情况选择适合自己的透析方式。但是有的老年患者如果身边没有合适的人来照顾，自己操作能力又差，并且无菌观念不强，在做腹膜透析过程中常常消毒不到位，则不适合选择腹膜透析。

6 什么是肾移植?

脱离透析、回归正常的生活，是每个尿毒症患者的最大愿望。作为肾脏替代治疗方式之一的肾移植，为广大患者带来了希望。

肾移植是将来自健康人的肾脏通过手术方式植入患者体内，从而代替患者自身的肾脏发挥功能。腹膜透析和血液透析虽能代替一部分肾脏功能，延长患者的生命，但是对于肾脏在内分泌、钙磷代谢、血红蛋白的生成等方面的功能都无法替代。而成功的肾移植可全面恢复肾脏功能，相比于透析患者，肾移植患者生活质量更佳、维持治疗费用更低、存活率更高。

目前肾移植手术较为成熟，术后的抗排异、防感染等内科问题的管理是影响患者长期存活率的关键。但是，目前肾移植存在供肾来源较少，而等待移植的尿毒症患者人数较多的矛盾。面对这一矛盾，现代医学也在积极探索，逐步攻克各种难题，试图寻找更好的解决办法，希望将来有一天能为尿毒症患者带来更大的福音。

7 哪些情况下患者需要开始进行透析治疗？是不是越早透析越好？

　　慢性肾衰竭患者随着疾病进展，血肌酐进行性升高，常常需要考虑什么时候开始透析，是不是越早透析效果越好。

　　传统上医生是根据血肌酐清除率来评估肾功能水平，并决定是否需要开始血液透析的。近年来的临床研究发现，较早进入血液透析，与晚进入或延迟开始血液透析相比较，患者在存活率、生活质量及住院率方面未见优势。由于血液透析也是种高风险的治疗，现在推荐并不完全根据肾功能水平来决定是否需要血透，以避免在出现临床指征（如尿毒症症状）之前开始透析所带来的风险。国际上多种指南建议，对于估算的肾小球滤过率（GFR）< $15 \text{ mL/(min} \cdot 1.73 \text{ m}^2)$ 者，肾科医生应密切监测，做好肾脏替代治疗前的准备工作，如行动静脉内瘘手术等。当患者出现尿毒症相关症状和体征，或者虽然无相关临床症状但是肾小球滤过率降至 $6 \text{ mL/(min} \cdot 1.73 \text{m}^2)$ 及以下时，才开始血液透析治疗。当患者存在下列情况时，可酌情考虑提前透析：① 严重并发症经药物治疗不能有效控制者，如容量过多的急性心力衰竭、顽固性高血压；② 严重高钾血症；③ 代谢性酸中毒；④ 高磷血症；⑤ 体重下降明显和营养状态恶化，尤其是伴有恶心、呕吐等症状。

　　总之，慢性肾衰竭患者并非越早开始透析越好，应该听从专业医生的建议，根据每个人的具体情况做出合适的决定。

慢性肾脏病知识丛书

二、血液透析

借助于特定的设备，来部分替代肾脏功能，将血液中多余的水分和各种毒素排出体外，这便是肾脏替代治疗的方法之一——血液透析。想了解与血液透析的基本原理、透析前的准备工作、透析过程中并发症的处理、血管通路的保护等相关的知识的话，在这里，您将能一一获得。

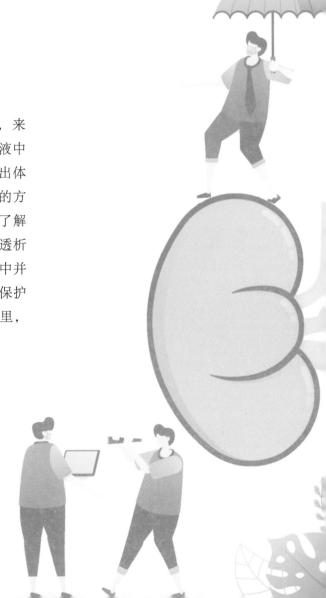

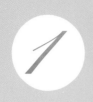
血液透析是急、慢性肾功能衰竭患者肾脏替代治疗方式之一。血液透析的基本原理是利用半透膜的特性,通过弥散、对流和吸附等方法清除血液中的毒素与水分。它通过将体内血液引至体外,在一个由无数根空心纤维组成的透析器中,血液与透析液在一根根空心纤维内外,通过弥散、对流和吸附等方法进行物质交换,使血液中多余的水分、部分毒素排到透析液中,最后被清除了多余水分和部分毒素的血液回到患者体内,达到血液净化的目的。

弥散:将一滴蓝墨水滴到一杯清水里以后,蓝墨水逐渐在清水中扩散而使整杯水变成蓝色,这种现象便称为弥散。

对流:一瓶蓝水跟另外一瓶红水之间如果有侧孔,红水会流到蓝水中,蓝水会流到红水中的现象,称为对流。

吸附:就像海绵吸水一样,具有吸附特性的透析器可吸附血液里的毒素。

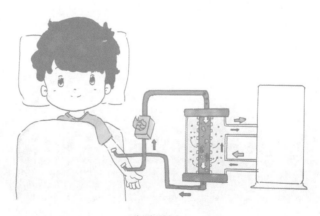

血液透析

2 什么是血液透析滤过？

　　病友可能常常听说，有人做血液透析滤过来代替普通血液透析。那么什么是血液透析滤过呢？它有什么优点呢？

　　血液透析滤过是指在普通血液透析的基础上增加了血液滤过的一种治疗方式。血液滤过是在血流管路中持续补充一定量的置换液，与血液充分混合以后进行超滤，从而使流量增加数十倍，可以较大程度地清除中、大分子毒素。普通透析以清除小分子物质为主，而血液透析滤过在普通透析的基础上，加强对中、大分子物质的清除。通俗地说，普通透析清除小沙子，血液透析滤过清除中、大沙子。血液透析滤过由于能够更好地清除体内的中、大分子毒素，所以可以提高透析质量，减少患者的远期并发症。

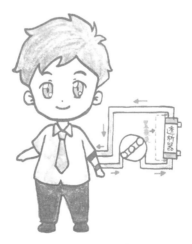

血液透析滤过

慢性肾脏病替代治疗的那些事

　　血液透析装置中一个重要的组成部分就是透析器，尿毒症患者体内的毒素和过多的水分在透析器里被清除。透析器有一个很重要的理化特性就是透析膜的通透性。高通量血液透析是指采用高通透性的透析器进行维持性血液透析。而高通透性是指透析膜对水和溶质的通透性高。高通量血液透析不仅可以清除小分子毒素，还能更好地清除中、大分子毒素，减少多种并发症的发生，使尿毒症患者获得更好的生活质量。

慢性肾脏病知识丛书

4 血液透析、血液透析滤过、高通量血液透析之间有什么区别？

不同血透中心的血液透析患者相互间交流时会发现，一些血透中心做的是血液透析，另一些做的是血液透析滤过，还有些则做高通量血液透析。那么，这三者之间究竟有什么差别呢？其实，三者都属于血液透析疗法。普通血液透析操作相对简单，对透析机器要求低，多采用低通量透析器，价格相对便宜，透析膜的面积小，超滤系数低，能有效清除体内肌酐、尿素、钾离子等小分子毒素，但是对中分子溶质清除效果不佳。

血液透析滤过操作相对复杂，对透析机器要求较高，利用血滤器来代替透析器，需要使用大量置换液（多数是机器自己生产的），对小分子毒素和中、大分子毒素清除效果都较好，对于透析中有低血压、顽固性高血压、心肌病引起的心力衰竭、糖尿病肾病、淀粉样变性、高磷血症、皮肤瘙痒的患者有一定疗效。但是血液透析滤过价格稍贵，并且不是所有透析机都可以进行血液透析滤过治疗。

高通量血液透析和普通血液透析的差别主要体现在透析器不同。高通量透析膜为生物合成膜，面积和孔径更大，溶质转运系数、超滤系数高，生物相容性好，在对小分子毒素有效清除的前提下，对中、大分子毒素（如 β_2 - 微球蛋白等）清除效果更好。但是高通量透析器价格相对较高，对透析机、血流量、透析液流量、透析液质量要求也更高，少数患者可能出现过敏、发热等不良反应。

有条件的话，现在提倡进行血液透析滤过、高通量血液透析，以进一步提高透析治疗效果，减少透析的远期并发症，改善患者

慢性肾脏病知识丛书

的生活质量和预后。

　　普通血液透析、高通量血液透析和血液透析滤过三者之间的主要区别见表 2-1。

表 2-1　三种透析方式的主要区别

	普通 血液透析	高通量 血液透析	血液透析 滤过
原　理	弥散	弥散	弥散＋对流
对设备要求	低	中	较高
费　用	低	中	高
透析充分性	一般	较好	好
生物相容性	一般	好	好
操作难度	简单	简单	复杂

血液透析的适应证和禁忌证各有哪些?

血液透析的适应证主要包括以下几点:

(1)急性肾功能衰竭合并以下情况之一可考虑行血液透析治疗: ① 无尿 1 天或少尿 4 天; ② 严重水、电解质、酸碱失衡,如血钾 ≥ 6.5 mmol/L、pH < 7.2、肺水肿等; ③ 伴有尿毒症脑病、严重消化道症状、尿毒症心包炎等。

(2)慢性肾功能衰竭患者,通常伴有以下情况时,可考虑行血液透析: ① 内生肌酐清除率 < 10 mL/min; ② 血肌酐 > 707 μmol/L; ③ 伴有高钾血症或代谢性酸中毒; ④ 出现消化道症状、心力衰竭、尿毒症心包炎或神经系统症状等并发症。

(3)急性药物或毒物中毒,如镇静催眠药、醇类、解热镇痛剂、部分抗生素等,其他如金属类、卤化物、兴奋剂等。

(4)其他疾病伴有严重水、电解质紊乱或酸碱失衡时,也可以行血液透析治疗。

血液透析没有绝对禁忌证,但是在以下情况下行血液透析治疗需慎重: ① 休克或顽固性低血压; ② 存在严重的心肌病变或恶性心律失常; ③ 晚期恶性肿瘤或临终患者; ④ 存在精神疾病不能配合透析者。

二、血液透析

慢性肾脏病知识丛书

血管通路是顺利进行血液透析的前提条件，是血液透析患者的"生命线"。在首次透析前，医生均需要为患者建立血液透析的血管通路。所谓的血管通路，就是血液引出和回输的通路。将血液引出体外后经过净化，再将血液回输体内，才能完成透析。那为什么不能用我们平时打针、输液常用的外周静脉呢？因为这种供透析专用的血液循环要求血流量足够大，而一般的外周血管管腔较细，不符合血流量大这个要求。因此，在血液透析前需要通过手术来建立血管通路。理想的血管通路应该要保证能满足治疗所需的血流量，同时有较长的使用寿命，并且不会引起较多的并发症。

7 血液透析常见的血管通路有哪些?

血液透析需要把患者的血液从动脉端引出，经过透析器把代谢废物和多余水分排出后，再经过静脉端输回患者体内，这就是血液透析患者的血管通路。

目前常见的血管通路包括三种类型：自体动静脉内瘘、移植物内瘘以及中心静脉血液透析导管，其中中心静脉血液透析导管包括无隧道和涤纶套的血透导管以及带隧道和涤纶套的血透导管。自体动静脉内瘘应作为长期血液透析患者血管通路的首选。对于一些自体动静脉内瘘建立困难的患者，可利用人工血管做移植物内瘘。临床上通常把无隧道和涤纶套的导管称为临时血透导管，因为其主要被短时间用于需要紧急血液透析的患者。带隧道和涤纶套的导管被称为半永久性血透导管，主要作为内瘘的过渡或者血管耗竭后的最后选择，这是因为血透导管容易并发感染。

目前并无完美的、绝对理想的血管通路类型，近年来国内外的指南中也提出应视患者的个体情况及血管条件来选择合适的血管通路，做到"患者优先"。

二、血液透析

慢性肾脏病知识丛书

什么是自体动静脉内瘘?

　　自体动静脉内瘘是指通过手术将动脉与邻近的静脉吻合，数月后静脉逐渐扩张，管壁增厚，成为可以反复穿刺以供血液透析使用的血管。

　　由于血液透析治疗需要保证一定的血流量，而外周静脉虽然穿刺简单但血流量不足，周围动脉虽然能满足血流量条件但不利于反复穿刺，故1966年布雷夏（Brescia）和奇米诺（Cimino）发明了动静脉内瘘的手术方式，将前臂静脉与动脉吻合，使得静脉动脉化，既保证了血流量，又利于护士穿刺操作。

　　内瘘建立的原则为：先上肢后下肢；先远端后近端；先非惯用侧后惯用侧。桡动脉－头静脉内瘘由于具有足够的穿刺长度且并发症少，所以是目前最常用的动静脉内瘘选择。

为什么尽量选择动静脉内瘘作为血液透析的血管通路？

　　自体动静脉内瘘就是把患者自己的一根动脉和静脉连接起来，在动脉的高流量冲击下，静脉血管壁增厚、管径增粗，即所谓的静脉动脉化，以保证血液透析时所需的足够大的血流量。血液透析时就可以穿刺这条静脉血管。它的优点是感染风险较低、使用方便、通畅率高、使用寿命长、费用低、透析充分、并发症少。因此，自体动静脉内瘘是血液透析患者的首选，但对患者自身血管条件要求高。血管条件不好的患者可选用人工血管动静脉内瘘。它使用方便、透析充分，对患者血管要求也低，取材方便，但较自体动静脉内瘘使用寿命短、费用高、感染发生率高，其通畅率高于透析导管，并发症发生率介于自体动静脉内瘘和透析导管之间。透析导管即插即用，使用方便，但长期使用的话，感染、血栓、中心静脉狭窄等并发症发生率较高。

　　从目前的国际指南和中国专家共识来看，血液透析通路选择的优劣顺序依次是自体动静脉内瘘、人工血管动静脉内瘘、透析导管。

什么是移植物内瘘？

　　移植物内瘘就是使用人工血管所建立的内瘘，主要适用于静脉纤细、短缺等自身血管条件差，或经多次内瘘手术后自身血管无法再利用的患者。建立移植物内瘘时，将人工血管的一端吻合到自体动脉，而另一端吻合到自体静脉，从而形成一个动静脉通路。人工血管常见的有袢形及直形，当需要进行血液透析的时候，可以直接穿刺人工血管。目前人工血管的材质包括膨体聚四氟乙烯 (ePTFE)、涤纶、聚酯等，其中应用最广泛的为膨体聚四氟乙烯材质的人工血管。这种材质具有多孔及柔软的特性，可以允许周围组织长入人工血管内部，形成外膜以及内膜，从而保证较高的通畅率。近年来还出现了一种中间夹有一层硅胶材料的即穿型人工血管，最快术后 24 小时内即可用于穿刺，为需要早期使用血管通路的患者提供了更多的选择。

11 什么是中心静脉血液透析导管?

　　动静脉内瘘成熟需要时间，无法应用于需要紧急血液透析的患者。中心静脉置管从 20 世纪 60 年代开始应用于需要紧急血液透析的患者。医生一般会选取颈内静脉、锁骨下静脉或股静脉等较粗的中心静脉置入血液透析导管，此方法及时解决了紧急透析患者的血管通路问题，但并不适合作为长期血管通路使用。

　　到了 20 世纪 80 年代，带涤纶套和皮下隧道的双腔导管被用于建立动静脉内瘘困难或预期寿命不长的患者，作为透析的长期血管通路使用。这类导管带有一个毛毡，促使皮肤与导管粘连不易脱出。因此，中心静脉血透导管大致可分为不带隧道和涤纶套的透析导管（临床常称为临时血透导管）及带隧道和涤纶套的透析导管（临床常称为半永久性血透导管）。虽然带隧道和涤纶套的透析导管减小了感染的风险，但是很难确保绝对没有感染，并且存在血流量不足、中心静脉狭窄及护理困难等缺点。中心静脉置管的患者平时应注意深静脉导管局部的清洁，尽量减少插管处肢体的屈曲，注意固定的缝线有无脱落、导管有无滑出等情况。

二、血液透析

慢性肾脏病知识丛书

12 血透患者如何做好临时导管、长期导管的个人护理？

血液透析导管是尿毒症患者的血透通路。透析患者一定要维护好自己的"生命线"。患者在日常生活中应该如何做好日常护理，注意事项有哪些呢？

（1）患者要学会自我评估，要每日观察一下导管处有无红肿、压痛，有无渗血及分泌物；注意固定导管的缝线是否脱落；查看长期导管涤纶套是否有脱出，评估皮肤外导管长度是否变长，如发现部分脱出，千万不要自行放回血管，要立即原位固定，马上就医。万一导管完全脱落，要立即压住伤口至少15分钟，并尽快到医院就诊。

（2）衣服要勤洗勤换。导管插在颈部的患者尽量穿宽松的前扣式上衣，以免穿脱上衣时牵拉导管造成松脱。穿上衣时先穿置管侧，脱时先脱未放置导管侧。

（3）导管放置在大腿根部的患者尽量少做大腿与身体躯干成90°弯曲的姿势，减少管道内血栓生成的风险。大便时用坐式马桶，减少起床活动。避免大小便污染置管处。

（4）勤洗手，勤剪指甲。护士上下机的时候以及更换敷贴封管时要戴口罩、不讲话；置管周围皮肤保持清洁、干燥，洗脸洗头时避免水流至导管口处。置管处及其周围感到瘙痒时不要用手抓，以防感染。

（5）洗澡只能淋浴，不能泡澡。洗澡前可以用大的手术敷贴或者肛袋把导管严密地贴起来。洗澡后如果发现敷料潮湿了应立即消毒更换。

（6）注意不要干重体力活，可适当活动或做些日常家务活动。

（7）患者尽量做到平卧，可向没有放置导管一侧侧卧，不要压迫导管。

什么时候需要做动静脉内瘘手术？

血管通路是顺利进行血液透析的前提条件，包括动静脉内瘘和透析导管。动静脉内瘘具有感染风险小、使用时间长等优点，建议身体条件等许可的患者都尽量选择动静脉内瘘作为血液透析的血管通路。

由于动静脉内瘘术后需要等待一段时间（一般为 1~3 个月），待内瘘成熟后方可使用，所以如果等到需要紧急透析时再做内瘘手术，就会非常被动，常需要先进行临时中心静脉置管透析后再准备动静脉内瘘手术，从而既增加经济负担，又带来插管相关的感染等潜在风险。所以如果当医生告知，预计在半年内需进入血液透析治疗［一般认为 GFR<15 mL／(min·1.73m^2)、血清肌酐 >528μmol／L，或糖尿病患者 GFR<25 mL／(min·1.73m^2)、血清肌酐 >352 μmol／L］时，就建议患者至专门的血管通路医师处接受相关评估，准备手术建立自体动静脉内瘘。如果患者准备建立移植物内瘘，则手术时间可推迟到需要接受透析治疗前 3~6 周。

慢性肾脏病替代治疗的那些事

慢性肾脏病知识丛书

　　动静脉内瘘就是将前臂的动脉和静脉吻合起来，使静脉动脉化，保障血液透析时血流量达标，提高透析充分性。自体动静脉内瘘是血液透析患者的首要选择，其使用时间长，发生感染、血栓形成等并发症最少。所以只要患者血管条件达标，就建议选择建立自体动静脉内瘘作为血液透析的长期通路。自体动静脉内瘘手术成功的最重要条件就是自身血管的条件，而前臂的头静脉及桡动脉是目前内瘘手术最常使用的血管，同时也是护士进行静脉输液等相关操作时最常使用的血管之一。所以当病情进展到慢性肾脏病 4 期时，患者就应注意保护自己的前臂血管，不要随便使用前臂血管打针、抽血，尽量避免使用静脉留置针及进行动脉血气穿刺等易损伤血管内膜的操作，以保护好前臂血管，避免血管受到损伤，为后续自体动静脉内瘘手术创造条件。

在动静脉内瘘手术后应观察伤口局部有无渗血，肢端有无苍白、发凉等情况，如果发现异常，应及时向医护人员反映处理。术后内瘘侧肢体适当抬高，促进静脉血液回流，可减轻肢体水肿。伤口局部应保持干燥，不可将敷料打湿，更不能将敷料打开，触摸内瘘，防止发生感染。睡觉时不可压迫内瘘侧肢体，尽量选择衣袖宽松的衣服，以避免局部压迫，亦不可佩戴各种首饰。禁止在术侧肢体进行静脉穿刺、抽血及测血压等操作。内瘘术后 7 天方可进行握球等肌肉锻炼。患者要学会触摸内瘘处有无震颤，学会用听诊器去听内瘘处有无杂音，如发现震颤和杂音消失，应立即通知医生。

二、血液透析

慢性肾脏病知识丛书

16 动静脉内瘘手术后多久才能使用内瘘进行穿刺?

　　动静脉内瘘是多数血液透析患者首选的血管通路，医生一般会告知患者需要在手术后、待内瘘成熟后才能使用内瘘进行穿刺，术后过早利用内瘘穿刺进行血液透析，血流量可能无法满足血液透析所需，且进行穿刺时容易刺破血管壁。内瘘成熟指的是内瘘能在整个透析过程中提供充足的血流，并能满足每周3次以上的血液透析治疗，且在透析时易于穿刺，渗血风险较小。医护人员会在首次使用内瘘前进行评估，包括一些物理检查及超声检查。如果吻合口震颤良好，无异常增强、减弱或消失；瘘体段静脉平直、表浅、弹性良好，易穿刺，有足够可供穿刺的区域，或者超声测得内瘘静脉端血管自然血流量超过 500 mL/min，内径≥5 mm，距皮深度＜6 mm，则预示着内瘘成熟。一般建议最好在手术8～12周以后开始穿刺使用自体动静脉内瘘，特殊情况也要至少1个月内瘘成熟后才可以开始穿刺。

　　人工血管动静脉内瘘应在术后2～3周，以及局部浮肿消退并可触及血管走行后方能进行穿刺；如病情允许，建议在3～6周后再开始穿刺。随着技术的发展，目前已经有即穿型人工血管，内瘘术后1～2天即可使用内瘘进行穿刺。

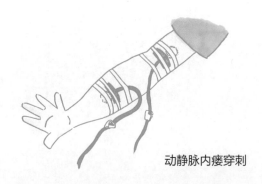

动静脉内瘘穿刺

17 前臂动静脉内瘘术后如何锻炼？

动静脉内瘘成熟以后才能进行穿刺，因此手术后需要进行内瘘的锻炼以促使内瘘成熟。

内瘘术后 7 天可进行握球等肌肉锻炼，方法为手臂伸直自然下垂，手握软式网球（或类似软球），用力握球持续约 5 秒后手放松，握球、放松动作交替数次。交替握球动作五六次后，手臂持续用力将球握紧数秒，使血管扩张。用力且缓慢地将前臂弯曲并持续数秒后手掌放松，手臂自然下垂，重复以上动作持续 15 秒。每日至少实施握球运动 3 次，每次持续 15 分钟。

若有血流不足或动脉化不佳的情况，后期可在手臂血管上方扎止血带，但应注意在扎上止血带后，仍需要感受到血流震颤，切勿完全阻断血流，60~90 秒后再用力握球，以促进静脉动脉化。锻炼结束后及时解除止血带的压迫。

患者平时应保持良好的个人卫生习惯，每次透析前均使用皂液清洗手臂并擦干，应注意维护皮肤完整，避免抓伤，有破损时使用安尔碘消毒，保持伤口干燥。一旦发现内瘘周围出现红肿热痛，可能是感染征兆，应立即就医。

　　透析过程中，穿刺侧手臂尽量避免弯曲或移动，以防牵扯管路或内瘘造成出血。透析后应保持穿刺部位干燥，加压止血至少10~15分钟，12~24小时后再拿掉纱布。如果因穿刺造成血肿，24小时内应使用冷敷防止出血，若无继续出血，24小时后再改用热敷。使用内瘘后可以常规使用一些能够软化血管和皮肤、促进血肿吸收的药膏，每日2次涂于穿刺处周围、血管上方、血肿处及瘢痕处，局部可配合热敷。

　　每天应定时自我检查内瘘，触摸有无震颤，一旦出现内瘘震颤减弱或内瘘疼痛，应及时就医。平时避免压迫内瘘侧肢体，避免内瘘侧肢体用力提重物或有肢体碰撞，严禁在内瘘侧肢体量血压、输液。应注意控制血液透析时的超滤量，以免透析过程中发生血压下降而影响内瘘功能。

慢性肾脏病替代治疗的那些事

慢性肾脏病知识丛书

动静脉内瘘包括自体动静脉内瘘和人工血管动静脉内瘘。

自体动静脉内瘘的常见并发症主要包括血管狭窄、急性血栓形成、静脉高压征、动脉瘤、高输出量心力衰竭、通路相关性缺血综合征、感染等。由于人工血管具有高流量、低阻力的特点,与自体动静脉内瘘相比,更易导致远端肢体出现缺血综合征和因血流量增加而引起的其他并发症,比如心力衰竭、肺动脉高压等;同时它具有较高的感染风险,发生率是自体动静脉内瘘的 4 倍,所以人工血管动静脉内瘘更应预防感染相关并发症的发生。

无论是自体或是人工血管动静脉内瘘,一旦出现这些并发症,均有导致内瘘失功的可能,影响血液透析的顺利进行。所以建议平时应注意加强内瘘局部护理,每 3 ~ 6 个月定期进行血管通路监测评估,一旦发现内瘘血管杂音减弱,血液透析时流量不佳,内瘘侧肢体疼痛、肿胀等问题,就应该早期干预,这样可以显著减少并发症的发生。

二、血液透析

慢性肾脏病知识丛书

血液透析安全吗？有哪些潜在的风险和并发症？

血液透析治疗自 20 世纪 60 年代运用于临床开始，挽救了无数的生命，是医学史上的一个伟大发明。随着血液净化设备的不断发展，操作、监测等更加简单、方便，总体来说，目前血液透析是种安全的治疗手段，但是血液净化毕竟也有一定风险，可导致一系列急性、慢性并发症，有些严重的急性并发症甚至可危及生命。

血液透析中常见的急性并发症有首次使用综合征、失衡综合征、心律失常（严重时可出现心跳骤停），透析过程中可出现空气栓塞，严重时可危及生命。除此之外，还可出现肌肉痉挛、恶心、呕吐、头痛、胸痛、背痛、皮肤瘙痒、溶血反应、透析相关性发热、透析器破膜、体外循环凝血等。透析相关的远期并发症包括透析相关性脑病、心脑血管并发症、贫血、矿物质代谢紊乱、高血压、感染、营养不良等。

21 什么是失衡综合征?

　　失衡综合征是血液透析常见的神经系统并发症，尤其是刚开始透析的患者、透析间隔时间太长或透析不充分的患者容易出现。主要是因为尿毒症患者体内的毒素水平高，透析使得血液中毒素水平快速下降，由于血脑屏障的存在，脑脊液毒素下降缓慢，血脑之间产生渗透压梯度，水分进入脑脊液中，引起脑水肿。该综合征多发生在透析开始后 1 小时到透析后半期或透析结束后数小时，患者出现以神经系统症状为主的表现，轻者有头痛、烦躁不安、恶心呕吐和肌肉痉挛，重者可发生定向障碍、癫痫及昏迷，常伴有脑电图改变。这些症状持续数小时至 24 小时后消失。对于症状轻者，仅需减慢血流速度以减少溶质清除，减轻血浆渗透压过度变化。对伴肌肉痉挛者可同时输注生理盐水或高渗葡萄糖，并予相应的对症处理。如经上述处理仍无缓解，则提前终止透析。对于重者出现抽搐、意识障碍和昏迷时，建议立即终止透析，并做出鉴别诊断，排除脑血管意外。通过制订合适的透析方案可以减少失衡综合征发生，初次透析者透析时间不宜过长（通常为 2 小时），血肌酐、血尿素氮水平越高，前面几次透析的时间要越短；不要选用大面积高效透析器；将透析过程中血流速度控制在 200 mL/min 以下；诱导透析应循序渐进，逐渐增加透析时间；透析液钠浓度以 140~148 mmol/L 为宜；患者透析间期应控制体重增长，防止超滤脱水过多。

二、血液透析

慢性肾脏病知识丛书

透析器过敏实际上就是一种过敏反应。主要是患者对与血液接触的体外循环管路、透析膜等发生变态反应所致，可能的致病因素包括透析膜材料、管路和透析器的消毒剂（如环氧乙烷）、透析液受污染、肝素过敏等。另外，有过敏病史及高嗜酸细胞血症、血管紧张素转化酶抑制剂（ACEI）应用者，也易出现过敏反应。临床上通常把透析器过敏分为 A 型和 B 型反应。

A 型反应的主要发病机制为快速变态反应，发生率低，常于透析开始后 5 分钟内发生，少数迟至透析开始后 30 分钟。患者可表现为皮肤瘙痒、荨麻疹、咳嗽、打喷嚏、流清涕、腹痛、腹泻，甚至呼吸困难、休克、死亡等。患者发生 A 型反应时，立即停止透析，夹闭血路管，丢弃管路和透析器中血液。予抗组胺药、激素或肾上腺素药物治疗。如患者出现呼吸循环障碍，立即予心脏呼吸支持治疗。依据可能的诱因，采取相应措施。我们可以在透析前充分冲洗透析器和血路管，选用蒸汽或 γ 射线消毒透析器和血路管。对于高危人群，可于透析前应用抗组胺药物，并停用 ACEI。

B 型反应常于透析开始后 20 ~ 60 分钟出现，发生率为 3 ~ 5 次 /100 透析例次。其发作程度常较轻，多表现为胸痛和背痛。当透析中患者出现胸痛和背痛时，首先应排除心脏等器质性疾病，如心绞痛、心包炎等。如排除这些疾病后考虑 B 型反应，则应寻找可能的诱因。B 型反应多被认为与应用新的透析器及生物相容性差的透析器有关。患者症状多较轻，予鼻导管吸氧及对症处理即可，常无须终止透析。选择生物相容性好的透析器可预防部分 B 型反应。

什么是透析低血压？如何预防？

　　透析低血压是指血液透析过程中患者血压下降超过一定的数值或比值，并出现头痛、头晕、打哈欠、全身乏力、肌肉痉挛、恶心、呕吐、烦躁不安等低血压症状而需要进行治疗的现象。该情况多见于老年患者、女性患者、糖尿病患者、高磷血症患者、冠脉疾病患者；超滤量过多，干体重过低，血容量不足患者；心脏功能障碍，心律失常、心肌梗死等患者；透析过程进食，导致过多血液集中到胃进行消化，也会造成低血压。紧急处理方法是停止超滤或降低超滤速度，让患者取头低脚高位，减慢血流速度，静脉注射生理盐水。低血压不仅影响患者生活质量，而且可导致死亡。因此，患者应该引起重视，平日以预防为主。首先每日摄入的钠盐控制在 5 g 以内；控制透析间期水分摄入，特别是间隔 2 天时，体重增长应不超过干体重的 5%，减少透析时脱水量［净超滤不宜超过 10 mL/（kg·h）］。其次透析过程中尽量不要进食；对透析前为高血压，而透析过程中出现低血压的患者，建议透析当日停用降压药物。再次干体重过低会导致低血压发生，应调整患者干体重。发生透析低血压的患者应到医院评估营养状态，纠正贫血和低蛋白血症；评估心脏功能，检查是否存在心力衰竭。可以通过延长透析时间，或增加透析次数，降低透析液温度，采用可调钠透析或序贯透析，透析过程中服用盐酸米多君，补充左卡尼汀等方法来减少透析低血压发生。

二、血液透析

慢性肾脏病知识丛书

什么是血液透析的干体重？如何判断是否达到理想的干体重了？如何达到干体重？

透析过程中，医生、护士常常会提醒患者注意一下干体重，那么什么是干体重呢？简单地说，干体重是指患者感觉舒服、身体里面没有多余水分潴留，也不缺水的理想体重。

判断干体重达标的标准包括：① 透析过程中无明显的低血压；② 透析前血压得到有效控制；③ 临床无水肿表现；④ 胸部 X 线表现无肺淤血征象；⑤ 心胸比值男性 < 50%，女性 < 53%。有条件的血液透析中心也可以应用生物电阻抗法进行评估，以便确定患者干体重是否达标。

要达到干体重，可通过以下措施：① 控制钠盐摄入为主，限制水、钠摄入量。所有患者应坚持低盐饮食（每日摄入 1 500 ~ 2 000 mg 钠）；② 避免透析间期体重增加过多，体重增加应小于患者干体重的 3% ~ 5%。一般而言，隔日血液透析患者的体重增长不超过 1 kg，隔 2 日血液透析患者的体重增长不超过 1.5 ~ 2 kg；③ 在数日到数周期间调整目标体重。每次透析增加 0.5 L 超滤量，逐渐降低目标干体重。若患者不能耐受，尝试每次透析增加 0.2 L 超滤量；④ 难以降低目标干体重的患者，可延长透析时间、增加透析频率或进行可调钠透析。

透析患者为什么要严格控制水分摄入？两次透析期间体重的增加不宜超过多少？

在开始准备长期血液透析前，医师和护士都会告诫患者朋友要控制水分的摄入，两次透析之间的体重增加不要超过3kg。有些患者朋友很不理解，认为通过设置血透机参数后每次很容易就能脱水3kg以上，特别是部分尿量较少的患者严格控制水分摄入后，开始时很不习惯。因此，有些患者朋友每次透析前体重都要增加4~5kg，甚至更多。

那为什么要控制体重的增加呢？其实短期内体重的改变主要反映体内水分的蓄积情况。如果患者已经无尿，喝的水基本上都会潴留在体内，导致血管内容量负荷增加过快，明显增加心脏的负担。结果在下次血液透析之前即出现严重的胸闷、气急，严重时危及生命。

由于体内多余的水分多存在于血管外面的组织中，血管外水分回到血管内的速度是有限的，如果两次透析间体重增加较多，为了达到目标体重，每小时脱水较多，超过再充盈率时，易发生透析低血压，还可引起四肢抽搐、肌肉痉挛、透析后虚弱无力等不良反应。因此，建议每小时超滤不宜超过体重的1%，每次血液透析超滤不超过干体重的3%~5%。假设患者体重60kg，则每次脱水不宜超过3kg。如果患者还有一些小便，则表明肾脏还有些残余功能。残余肾功能很重要，肾脏通过尿液能排泄出一些中分子毒素，而这些毒素普通血液透析是很难清除的，从而可一定程度上弥补普通血液透析的不足。如果每次血液透析脱水量过多，血容量波动过大，血流动力学不稳定，不利于保护残余肾功能，很容易导致尿量明显减少，甚至无尿。

那么如何才能更好地控制水分的摄入呢？

肾友们可家中自备量杯测量 24 小时尿量。第二天的液体摄入量（mL）＝前一天的尿量（mL）＋500 mL。这其中的液体量包括水果、蔬菜、汤、粥、牛奶、各种饮品、服药用水、中药汤剂等各种食品中的水分。或者简单来说，可遵循"量出而入"的原则，即"排出多少尿就能喝多少水"这个最简单的原则。

患者通常可通过以下具体措施来控制水分的摄入：① 将一日可饮用水量平均分配，用固定容器装好或将部分水混合柠檬汁结成冰块，口渴时含在口中，让冰块慢慢溶化；② 稍微口渴时，用沾水的棉签润湿嘴唇或漱口，十分口渴时再小口喝水，喝水时尽量不要饮用温水，要喝冰水或热水，这是由于冰水或热水具有一定的刺激性，异常的水温通过感受器传至口渴中枢，能够达到止渴的目的；③ 用带有刻度的小杯饮水；④ 充分透析；⑤ 低盐饮食，少吃腌制品、熏肉、罐头食品等；⑥ 口渴时口含薄荷糖或者咀嚼薄荷叶；⑦ 不喝浓茶，忌辛辣刺激性食物。

26 血液透析患者的饮食应注意什么？

营养支持治疗对于保障血液透析患者的生活质量及其预后有着重要意义。血液透析患者的营养治疗往往出现两个错误的极端。一个极端是，刚开始透析的患者，随着透析的进行，体内毒素清除，消化道症状及食欲明显改善，这时候饮食不加节制，往往出现高钾、高磷、酸中毒、水及尿毒症毒素潴留等，从而导致残肾功能的进一步丢失、心脑血管并发症等。另一个极端是，长期透析的患者，尤其是老年患者，普遍存在蛋白质－能量营养不良。因此，血液透析患者需要在医护人员的帮助下进行营养状况分析，包括膳食调查、人体成分分析以及生化指标的监测。根据综合评测结果指导饮食，优化透析方案，调整用药。

对于尚存残肾功能、尿量正常的患者，水的摄入限制可适当放宽。患者自己可根据有无水肿症状、透析间期体重有无增加等予以调整。对于少尿和无尿的患者，应严格控制水分摄入。

饮食清淡，少吃含盐高、含水量高的食物。限制钠盐的摄入量，一般每日不超过 4 ~ 6 g(约啤酒瓶盖一盖)。保证透析间期体重增加控制在体重的 3%~ 5% 以内，每日体重增加控制在 1 k g 以内。

血液透析患者随着尿量减少，常常会有高钾血症，严重者可导致心脏骤停。为避免高钾，首先，不宜食用低钠盐，因为低钠盐钾含量比较高。其次，应适当少吃含钾高的食物，如蘑菇、榨菜、香蕉、橘子、花生等，切勿暴饮暴食。再次，食材先切后洗，比如土豆，可先切成小块，用水浸泡 1 日，适当更换水，这种方法可减少钾含量的1/2 ~ 2/3。绿叶蔬菜可浸于清水中半小时以上，再放入开水中焯一下，弃水食菜，可减少钾 1/2 ~ 2/3。避免"汤泡饭"等方式亦可适当减少钾的摄入。

高磷血症是透析患者最常见的并发症，除了导致透析患者皮肤瘙痒、骨痛等不适症状外，更是透析患者心血管并发症的高危因素。但磷往往伴随在优质蛋白中，因此对于高磷血症患者，只需限制坚果、动物内脏、菌菇类、肉汤等食物以及可乐等饮料，不应因为惧怕高磷而盲目限制优质蛋白摄入导致营养不良。食品添加剂中的磷含量高且易吸收，因此对于加工肉类和包装食品，例如火腿肠、芝麻酱和辣椒罐头等应避免食用。对于合理摄入蛋白质而仍然存在高磷的患者，可予以磷结合剂以及更充分的透析。

血液透析患者需要保证足够量的蛋白质摄入，建议每天每千克体重摄入 $1 \sim 1.3$ g 蛋白质，其中 50% 以上为优质蛋白，包括牛奶、鸡蛋、鱼、家禽类、瘦肉、大豆类等。通常 300 mL 牛奶，或者 50 g 鸡蛋或瘦肉，或 35 g 豆类可以供给 9 g 优质蛋白，在计算食物摄入量时可以此为参考。根据患者的膳食摄入情况，对于蛋白质摄入不足的患者，可直接补充肾病透析专用蛋白质粉，或者予以 α-酮酸，既能利用体内尿素氮变废为宝，又能补充必需氨基酸，促进蛋白质合成利用，改善营养状况。对于那些总热卡摄入不足的患者，可口服添加全营养肠内营养制剂，补充总能量。

27 血液透析治疗应注意什么？

患者接受透析前须告知医生近期的一般情况：

（1）体重增长情况（透析前后各测 1 次体重，并排除衣服及其他物品干扰）。

（2）有无出血迹象，如痔疮出血、结膜牙龈出血、呕血黑便、外伤史等，如有，要及时告知医生。

（3）透析间期病情变化及用药情况。合并高血压的透析患者如果透析中血压下降过快、脱水困难，建议透析前减少降压药物种类或者剂量。透析中随着毒素的排出，糖分也有丢失，因此建议糖尿病患者透析前减少胰岛素等降糖药物的剂量，如原来剂量不大，可暂时停用，以免透析过程中出现低血糖，影响透析的进行。

透析过程中应注意：

（1）穿刺侧肢体尽量制动，确实要改变位置或拿东西时应让护士协助完成，防止牵拉或压迫管路，导致针头滑脱，造成失血、休克等不良后果；透析过程中要关注穿刺侧肢体的感觉，如有疼痛感或潮湿感，均应立即呼叫护士马上处理。

（2）治疗过程中如有恶心、呕吐、头晕或头痛、抽筋、胸闷、胸痛、冒冷汗、皮肤痒、腹痛、背痛等不适反应，应及时告诉护士。

（3）在透析过程中尽量不进食饮水，因为进食或饮水容易使食物或水误入气管而发生呛咳，甚至是窒息。进食时体位转动，身体活动度大，可能会牵拉透析管路，造成针头或管路脱落，引起血肿和大量血液丢失。进食时循环系统中的血液会集中到消化系统，导致大脑等重要器官血液灌注不足，产生头昏、心慌、低

二、血液透析

慢性肾脏病知识丛书

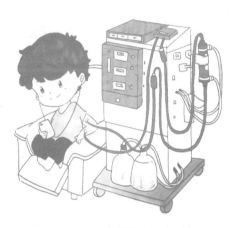

血液透析情景

血压症状，因此进食饮水最好在透析前或透析后。如一定要饮水，最好使用有量度、带吸管的水杯。在上机前吃过饭，而上机过程中如果有饥饿感，可以带一些饼干、小面包、糖果等，少量食用，透析过程中的饥饿感也多是因为毒素清除，胃肠功能恢复所导致。

透析结束后应注意：

（1）须缓慢起床，防止发生直立性低血压。

（2）透析前后测量血压与体重。需要注意的是，透析后称体重时穿戴的衣物必须和透析前一致。

（3）内瘘患者根据自己情况放松压迫的绷带，一般穿刺部位压迫止血15～20分钟，力度适中，压迫时间酌情增减。如在路途中有渗血情况，应立即按压穿刺点，以不出血且可以摸到血管震颤为宜。24小时内保持穿刺点的干燥，穿刺点愈合后也可以在内瘘周围涂抹一些软化血管和瘢痕的药。

（4）应在家中自备体重秤，随时掌握自己的体重变化，注意饮食及水分的摄入。

28 血液透析患者为什么要定期做相关检查？

成年人造血的关键激素——促红细胞生成素，约90%来源于肾脏，因此终末期肾病患者常有贫血。肾脏同时还是维生素D的合成场所，肾功能衰竭时，1,25-二羟维生素 D_3 生成障碍，钙磷代谢紊乱，从而造成肾性骨病。因此，尿毒症患者不是单纯透析就行。

部分刚开始透析的患者觉得透析后症状明显好转，就认为只要透析，没必要化验了，实际上，单纯透析不能解决尿毒症所有问题，肾性贫血、肾性骨病等需要定期检查才能被及时发现、及时治疗。治疗过程中更需要根据定期检查结果来调整方案。因此，血液透析患者非常有必要定期检查，主要包括以下内容：

（1）血常规。主要观察血红蛋白，推荐肾性贫血患者的血红蛋白应该达到的下限值为 110 g/L，上限值为 130 g/L。如果不达标，应调整促红细胞生成素的用量，检查有无缺铁或失血的情况；如果过高，可能会出现血液黏稠度增加，增加凝血、血栓等风险，所以每月需要化验 1 次。

（2）血清铁蛋白、转铁蛋白饱和度。建议每三个月检查一次。转铁蛋白饱和度 (TSAT) ≤ 30% 且铁蛋白 ≤ 500 μg/L，推荐尝试使用静脉铁治疗。贫血纠正不良的患者定期进行炎症指标（如 C 反应蛋白等）检测。

（3）肾功能（包括检测尿素氮、肌酐）。透析前尿素氮、肌酐值并不是越低越好，过低常是营养不良的表现。结合透析后的尿素氮、肌酐的下降比率来判断透析是否充分。每 1～3 个月检测 1 次，避免透析不充分带来的种种并发症。

（4）电解质。维持性血液透析患者的钙、磷代谢紊乱是常见并发症，这些紊乱同时合并甲状旁腺功能亢进症、血管钙化以及肾性骨病等。已有大量文献证实，透析患者的高血磷水平是患者全因与心血管死亡的独立危险因素之一。对透析患者进行有效的血磷控制是防治骨矿物质代谢紊乱的关键。高钾血症有致心律失常甚至心脏停搏的风险，因此应每月检测1次，及时调整用药和透析方案。

（5）甲状旁腺激素。维持性血液透析患者的血甲状旁腺激素水平应维持在150~300 pg/mL，常规口服活性维生素D治疗的患者可3个月化验1次甲状旁腺激素，但是活性维生素D冲击或者拟钙剂治疗的患者需要每月检测1次，根据结果及时调整用药剂量。

（6）血生化。血生化指标反映肝功能、营养等，与患者预后密切相关，一般3个月检查1次。

29 如何判断血液透析做得好不好，是否做到充分透析了？

我们怎么判断、评估一个患者透析做得好不好呢？广义的透析充分性指患者通过透析治疗，有效地清除体内的尿毒症毒素和水分，达到干体重，充分纠正酸碱失衡和电解质紊乱，减少并发症，患者自我感觉舒服。狭义的透析充分性指标主要是指透析对小分子溶质的清除，常以尿素为代表，即容积分布的尿素清除指数和尿素下降率。

透析充分性的评价包括：

（1）血液透析充分性的评估指标：溶质的清除情况（如小分子、中分子和大分子物质的清除率）、干体重的评估、临床症状（如食欲、体力等）和体征（如水肿、血压等）的控制；常见并发症及合并症（如贫血、酸中毒和肾性骨病）的控制、营养状态（包括血清白蛋白等）的评估、影像学检查（如心脏超声等）及患者身心健康状况的评价等。

（2）达到如下要求即可认为患者得到了充分透析：① 患者自我感觉良好；② 透析并发症较少，程度较轻；③ 患者血压和容量状态控制较好，透析间期体重增长不超过干体重的5%，透析前血压控制在 120/70～160/90 mm Hg（1 mm Hg=0.133 kPa）范围内；④ 血电解质和酸碱平衡指标基本维持于正常范围；⑤ 营养状况良好；⑥ 血液透析溶质清除较好，小分子溶质清除指标单次血液透析尿素下降率达到 65%，容积分布的尿素清除指数达到 1.2；目标值尿素下降率为 70%，容积分布的尿素清除指数为 1.4。

30 新冠疫情常态化管理下，血液透析患者应注意什么？

作为出入医院最为频繁的血液透析患者，本身免疫力低下，且每周需要多次往返医院，再加上血液透析室人员相对密集、流动性大，患者更易感染各种病原体。目前，新冠疫情已常态化管理，患者更需要注意以下几点：

（1）在家时：① 充足睡眠，按照医嘱规范服药，合理营养；② 适当运动，增强体质，提高自身抵抗力；③ 不仅要勤洗手，更要正确洗手，少外出、不聚集，非透析日尽量不去人多且密闭的场所；保持室内清洁，勤开窗通风，居家监测体温；④ 如出现发热、咳嗽等不适，及时就医。

（2）外出透析时：① 出门戴口罩，尽量以私家车或者步行的方式往返医院，必须以公共交通往返时，尽量少换乘；② 尽量固定1名陪护的家属，进入医院必须配合并服从医务人员管理；③ 进入接诊区，先认真进行体温测量，正常者，可正常接受血液透析治疗，体温超过37.3 ℃者，须配合医生做进一步处理，必要时发热门诊就诊；④ 按照当地医院规定，血液透析患者须定期配合医院做核酸检测；⑤ 患者返家后，应立即更换衣服，认真洗手，并尽快清洗衣物。

血液透析患者如何合理运动？

对于许多血液透析患者而言，适当运动可以改善健康状况，增强患者信心，提高生活质量。只要经过适当的身体评估和充分的事前准备，大多数患者仍然可以享受运动的乐趣。

运动前，首先要纠正贫血、控制好血压、保持合适的干体重、评估心脏功能等。在前述指标达标的情况下，非透析时，可以做一些居家有氧运动，先从轻体力运动开始，比如散步、打太极、骑车、慢跑等，进而循序渐进地增加运动量，保证运动时微有出汗、稍感疲劳，有轻度的呼吸急促，但不影响交谈。一般运动停止五六分钟后，每分钟脉搏次数应该低于 100 次。运动的同时也应注意自我感觉，如有不适，立即停止。

在透析过程中，上肢内瘘穿刺患者可以采用固定在透析床上的卧式脚踏车进行运动，如透析中心无条件，患者也可自行模拟骑自行车动作。一般情况下，每周锻炼 3 次，每次透析过程中前 2 个小时锻炼，运动时间 20~90 分钟，也可依据自身情况间歇运动或逐步增加锻炼时间。

运动指南推荐老年慢性病患者的运动频率为每周 5 次，每次运动时间至少 30 分钟。但考虑到血液透析患者的特殊性，要强调合理运动的原则，运动强度应根据自身情况进行调整。选择适合自己且能持之以恒的运动是血液透析患者健身的最重要的原则。

32 透析患者需要服用钙剂吗？应如何服用？

血液透析患者是否需要使用钙剂及如何使用钙剂，不能一概而论，应该咨询医生。医生会根据患者的具体病情、使用钙剂的目的来决定如何科学、合理使用钙剂。

（1）如果患者存在高磷血症，需要降磷治疗时，医生常常建议患者将钙剂咬碎，并且是在餐中服用，目的是降低食物中磷的吸收，降低患者的高磷血症。

（2）如果补钙的目的是纠正低钙血症，尤其是接受甲状旁腺切除手术的患者出现明显低钙血症时，应根据具体情况静脉补钙或大剂量口服钙片。

（3）如果患者虽然存在高磷血症，但是血钙偏高或者已经存在血管钙化现象等异位钙化时，即使血钙不高，也不宜使用钙剂来降磷。

总之，透析患者是否需要使用及如何使用钙剂还是需要根据患者的具体情况来具体对待。

33　透析患者出现皮肤瘙痒的原因是什么？如何处理呢？

　　瘙痒是尿毒症患者常见的现象，在透析过程中或透析后症状最为明显。研究表明，血液透析患者皮肤瘙痒主要与体内的中分子毒素蓄积有关。肾功能不全患者常常存在钙、磷代谢的紊乱，低钙血症引起继发性甲状旁腺功能亢进，患者体内甲状旁腺激素（PTH）水平异常升高。不同于肌酐、尿素氮等小分子毒素，中分子毒素很难被普通的血透透析器清除，随着甲状旁腺激素的蓄积，患者可以有明显的皮肤瘙痒。皮肤瘙痒的另一个原因是皮肤干燥。由于出汗减少，汗腺排泄电解质发生障碍，其中某些电解质可诱发瘙痒。血液透析过程中使用肝素以及软化血液透析管路的增塑剂可刺激透析患者的脾、骨髓及皮肤内的肥大细胞增殖，血中组胺浓度增高，从而诱发皮肤瘙痒。慢性肾功能不全患者65%有末梢神经系统异常，这也可能是瘙痒的一个原因。另外，还须考虑药物的排泄障碍引起蓄积而致瘙痒的可能性。

　　那么，一旦透析患者出现明显皮肤瘙痒，该怎么办呢？

　　血液透析患者皮肤瘙痒的治疗疗效不太理想，肾移植是最好的治疗方法，可彻底治愈皮肤瘙痒。除此之外，可通过以下方法来缓解皮肤瘙痒症状：

　　（1）一般治疗。注意保持皮肤清洁卫生，勤洗澡，勤换衣，不用刺激性大的肥皂沐浴。皮肤干燥时用含羊毛脂或樟脑的润滑剂搽涂，大约20%患者有效。

　　（2）纠正钙磷代谢紊乱，治疗继发性甲状旁腺功能亢进。由于多数顽固性皮肤瘙痒继发于甲状旁腺功能亢进，因此应注意限制食物中磷的摄入，使用磷结合剂来减少磷的吸收。监测钙、磷、

二、血液透析

慢性肾脏病知识丛书

甲状旁腺激素，如存在明显甲状旁腺功能亢进，可口服活性维生素 D_3（罗钙全等），必要时可切除甲状旁腺。鉴于普通血液透析清除中分子毒素的能力有限，有条件时选择高通量、生物相容性好的透析器，或进行血液透析滤过。近来研究表明，血液灌流也能显著降低血清中甲状旁腺激素的水平，缓解皮肤瘙痒的症状。

（3）其他药物治疗，包括西替利嗪等抗组胺药，活性炭通过胃肠道可结合引起皮肤瘙痒的毒素，或者口服加巴喷丁。

（4）光疗。用中长波紫外线照射，每周2次，4次为一疗程，可止痒。光疗的安全性较高，唯一不良反应是会晒黑皮肤。

三、腹膜透析

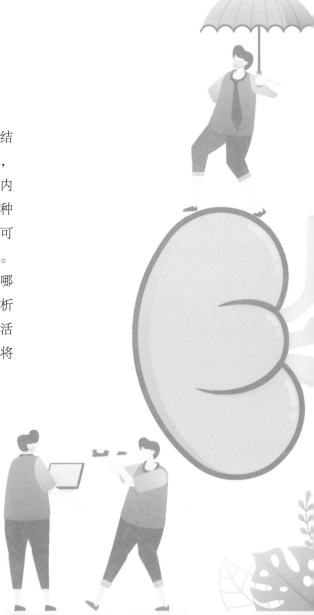

　　我们体内有一特殊的结构——腹膜，可作为透析膜，通过与透析液的交换排出体内的多余水分和各种毒素，这种透析方式称之为腹膜透析，可以居家操作，简单而又方便。那么腹膜透析有哪些利弊，哪些患者适合做腹膜透析，透析过程中会有哪些并发症，生活中又该注意些什么呢？我们将在这里为您详细介绍。

什么是腹膜透析？

腹膜透析是一种肾脏替代治疗手段，主要用于尿毒症患者的治疗，它利用人体自身的腹膜来清除体内的水分和毒素。

腹膜当中有许多微小的血管，里面有血液不停地流过，当腹腔内注入腹膜透析液（简称腹透液）的时候，血管内的物质和腹透液里的物质就发生了交换，血液里的毒素和水分会通过弥散、对流以及超滤作用进入腹腔，并最终排出体外，这就是腹膜透析的基本原理。这种毒素清除相对缓慢，所以需要腹腔内持续存在腹透液，一般每隔一段时间就要把这些含有毒素和多余水分的腹透液放出体外并重新灌入新的腹透液，反复循环，达到持续透析的效果。

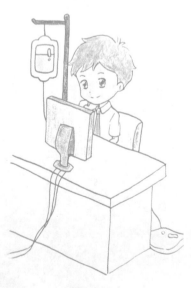

腹膜透析

腹膜透析之所以能够清除毒素和水分，最重要的原因就在于人体存在着特殊的结构——腹膜。那么，究竟什么是腹膜呢？人的腹腔里面有一层神奇的膜，覆盖在大部分腹壁以及内脏器官的表面，我们称之为腹膜。在腹膜透析时，我们可以把腹膜理解为一把"筛子"，这把"筛子"可以把体内多余的水分和毒素筛出来，这是上天赐给每一个患者的宝贵礼物。

有一部分腹膜被覆于腹壁的内面，我们称之为壁层腹膜；同样，在肠道、胃等内脏表面也有一层腹膜，我们称之为脏层腹膜。壁层腹膜和脏层腹膜是连在一起的，它们共同围成了一个腔隙，这个腔隙就是腹膜腔。腹膜透析的时候，腹透液就是被注入这个腹膜腔内，和周围的腹膜充分接触，进行透析。

腹膜透析是相对成熟的技术，但是没有医疗技术是百分之百没有风险的，腹膜透析也存在一定的风险。在腹膜透析的早期，腹膜透析导管（简称腹透管）的问题比较多见，如腹透管移位、大网膜包裹等。随着透析的进行，患者还可能出现疝气、渗漏等并发症。其中，对于腹膜透析而言最重要的并发症就是腹膜炎，这个是影响腹膜透析质量的最重要因素之一。

　　对于腹膜透析的这些潜在的风险，大部分通过合理的处置之后会得到妥善的解决。同时也要看到，很多并发症的发生是可以预防的，只要严格遵从专职医护人员的指导，就可以大幅降低这些并发症的发生风险。

哪些病人适合做腹膜透析？哪些病人不适合做腹膜透析？

腹膜透析主要用于急性和慢性肾衰竭的治疗，尤其适合老年人和小孩，以及白天需要工作或上学的人群。除此之外，腹膜透析还可以用于药物或者毒物中毒的治疗。在一些特殊的情况下，腹膜透析还可以用于急性胰腺炎、肝病等。

但是，也不是所有的患者都适合做腹膜透析，有下列情况存在时就不适合做腹膜透析：① 因反复腹腔感染或者肿瘤转移等因素造成的腹膜纤维化、粘连；② 严重的皮肤病或腹壁感染等造成腹部无适合的部位进行腹透；③ 难以纠正的疝气、膀胱外翻等机械性问题；④ 严重的腹膜缺损；⑤ 精神障碍且无合适的助手。

除此之外，对于有严重的肺部疾病、近期腹部手术、肠梗阻、严重腰椎疾病、晚期妊娠、腹腔内巨大肿瘤或者巨大多囊肾、过度肥胖等情况者，也要慎重选择腹膜透析。

三、腹膜透析

慢性肾脏病知识丛书

腹膜透析可以通过多种模式来满足不同人群的治疗需求。目前常规应用的腹膜透析模式包括持续非卧床腹膜透析（CAPD）、日间非卧床腹膜透析（DAPD）、间歇性腹膜透析（IPD）、自动化腹膜透析（APD）等，其中 CAPD 是最常用的腹膜透析模式，而 APD 需要借助于腹膜透析机来实现，具有独特的优势。

　　CAPD 是我国长期腹膜透析的主要模式。这种模式要求 24 小时持续进行腹膜透析，全天需要进行换液 3 ~ 5 次，每次灌入腹腔的液体约 2 000 mL，白天留腹约 4 ~ 6 小时，夜间可适当延长留腹时间至 8 ~ 10 小时。这种透析模式对毒素的清除效果确切，操作简便，更易于被患者接受。

　　DAPD 的透析模式和 CAPD 类似，唯一的不同点是 DAPD 模式下，患者夜间腹腔内不保留腹透液，即患者在睡前会放空腹腔，次日晨起后重新灌入腹透液开始透析。一般白天交换液体 3 ~ 4 次，每次留腹时间在 4 ~ 6 小时。这种模式主要用于腹膜高转运以及超滤不是很好的人群，可以减少水分的重吸收，减轻浮肿。

　　IPD 是一种特殊情况下使用的透析模式，一般不作为长期腹膜透析的选择。这种模式下，每次向腹腔内灌入 1 ~ 2 L 透析液，腹腔内停留 30 ~ 45 分钟后放出透析液，每个透析日透析 8 ~ 10 小时，每周 4 ~ 5 个透析日，在透析间歇期腹腔内不保留透析液。这种模式主要适用于新置管的患者和严重水钠潴留等需要快速脱水者；除此之外，也可因腰背痛、渗漏或者疝气等原因而暂时行间歇性腹膜透析。

　　APD 是目前发展最快的一种透析模式，通过专门的腹膜透析机实现透析。APD 一般利用夜间睡眠的时间进行透析，患者在睡前将管路和机器进行连接，按照事先设定的程序，机器会控制透析液进液和出液，达到透析的目的，到了早晨将透析机和管路断开连接，整个白天就可以正常生活。这种透析模式特别适合那些白天无法多次换液的人群，如学生等；对于常规 CAPD 无法获得满意超滤和溶质清除效果的患者，腹膜高转运及儿童、大体重患者等情况也非常适合。

什么是自动化腹膜透析治疗？

临床上把凡是利用腹膜透析机自动进行腹透液注入和引流的腹膜透析方式称为自动化腹膜透析（APD）。APD利用机器也可以实现多种透析模式，如持续循环式腹膜透析（CCPD）、间歇性腹膜透析（IPD）、夜间间歇性腹膜透析（NIPD）、潮式腹膜透析（TPD），其中最常用的是CCPD。很多国家腹膜透析患者的透析模式首选APD。APD相比其他模式具有如下优势：

（1）患者可以从烦琐的手工换液中解放出来。

（2）儿童终末期肾衰竭者，夜间透析，白天可上学，且不用建立血液透析的血管通路。

（3）对需要辅助透析的患者，如卧床、失能老人，可减轻家属与陪护的负担。

（4）白天没有时间和条件手工换液的患者，使用APD，白天可自由活动，和普通人一样工作学习，夜间睡眠时透析，适合需要工作的年轻人。

（5）腹膜透析功能高转运、高平均转运的患者做普通腹膜透析超滤较少，APD可改善超滤。

（6）处方设置可灵活调整，在手工透析遇到"困难"时可通过APD继续腹膜透析治疗。例如，腹膜功能下降致透析不充分、需要增大腹膜透析剂量时，APD可通过增加留腹量、交换次数、治疗时间而达到治疗效果。

（7）APD可以设置每次小剂量腹透液留腹平卧夜间透析，对腹壁的压力小，故可应用于腹膜透析置管后需要紧急透析的患者、轻度疝气或疝气手术术后恢复期的患者。

（8）APD 的另外一个优势是方便远程管理。新型的自动化腹膜透析机可利用现代信息传输系统，把腹膜透析相关的数据传输到云空间，医生和护士在医院就可以了解到患者的实际透析情况，从而可以远程及时做出相应的调整。

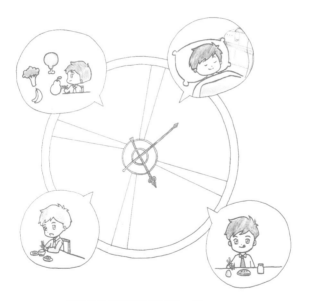

自动化腹膜透析患者的一天

自动化腹膜透析机（APD 机）按工作原理分为压力控制型、重力控制型、混合控制型。最新的 APD 机配有先进的远程患者管理功能，方便患者与医生、护士交流。国外 APD 机有百特的 HomeChoice、费森的 Liberty 等多种品牌。近年来，APD 机已实现了国产化，如韦睿医疗的全自动腹膜透析机。国产 APD

机价格便宜，管路耗材可连接普通的 2 L 腹透液，很适合我国的患者。

在此，分享两个自动化腹膜透析肾友的故事。

第一个故事，27 岁的新昆山人小郑，原籍四川，2019 年 1 月来昆山工作半年后，因鼻出血到医院检查确诊尿毒症。公司认为他不再适合工作而将其劝退。那时他的女儿才几个月大，生活向他提出了严峻的考验。他没有放弃，在昆山市第一人民医院进行腹透管植入术后选择 APD 机治疗，并说服公司让其重返岗位。他现在白天上班，晚上透析，两年内没有发生一次腹腔感染。笔者曾对他进行过一次家访，他们一家挤在一间离公司很近的小出租屋内，屋内一个柜子、一张床、一张简单的小桌子，APD 机在阳台上。虽然环境简陋，但一家三口其乐融融。他积极乐观，信心满满，表示将继续努力工作，赚钱养家，做好腹膜透析，争取肾移植。

第二个故事，祁奶奶 90 多岁高龄了，因尿毒症、心力衰竭住院抢救，接受了腹透管植入手术，术后通过腹膜透析清除毒素、水分。症状缓解后回家养病。祁奶奶的儿子非常孝顺，但工作很繁忙，因此选择了 APD 治疗，并购置了吸氧机、空气消毒机等设备。每天晚上，儿子帮她连接上 APD 机治疗，早上帮她下机。后来，随着全腹膜透析管理向社区的推广，祁奶奶享受到了社区医生的定期家庭访视服务。现在，她和老伴是小镇上年龄最大、最恩爱的伉俪，一时传为美谈。

笔者还见到很多患者，居家透析期间或是正常做各项家务，照顾家庭；或是自强不息，坚持工作；或是积极乐观，安享晚年。

7 腹膜透析导管置管方法有哪些？各有什么优缺点？

成功的腹膜透析置管手术是良好腹膜透析的开端。目前临床上常用的腹膜透析置管方法包括传统的解剖法置管、腹腔镜下置管、套管针穿刺法置管等，还有部分学者对手术方式进行改良，诸如超低位置管法、输尿管镜辅助置管等。

解剖法置管是最常用的方法。这种置管方式在直视下操作，手术中各种组织层次清楚，可以较为准确地把透析管置于盆腔最低处，引流不畅发生率低；荷包缝扎后渗漏的发生率也大大降低；因为未使用尖锐的针具，出血和损伤脏器的风险也低。但这种方法需要术者具有一定的外科手术基本功底，手术创口相对较大，麻醉药使用较多，手术时间较长。

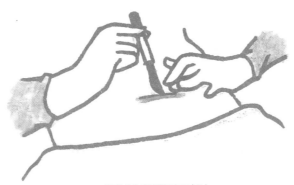

解剖法置管切开皮肤

腹腔镜下置管是利用先进的腔镜技术，精准地把导管置入盆腔最低处，并可在腹腔内对导管进行必要的固定，所有操作均可通过镜头投屏，一目了然。该技术的最大优点在于可以把导管确切放置到位，确保不发生导管移位，但需要训练有素的外科专业人员操作，费用也相对较高。

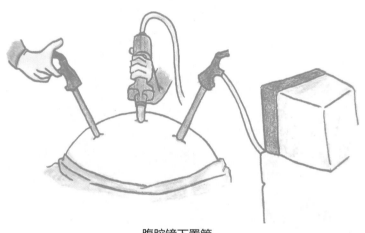

腹腔镜下置管

套管针穿刺置管法目前正慢慢成为腹膜透析置管的主流方法。该方法通过体表很小的切口进行穿刺，通过穿刺管、导丝等把腹透管送入腹腔的相应位置。这种方法手术时间短，对病人损伤小，适合床边操作。但同时也应注意，这种穿刺技术存在一定的盲穿风险，有可能会损伤血管或者肠管等脏器，导管的位置不能保证，渗漏的发生率相对高一些。通过术中实时超声定位等技术辅助置管，可以有效降低不良反应的发生率。

8 腹膜透析导管置管后要注意什么？

在成功进行腹膜透析置管手术后，正确维护导管也是非常重要的工作。

（1）切口护理。手术后切口尚未愈合，应定期换药，每周至少1次，使用透气性能较好的敷料覆盖伤口；如果遇到有渗液、出血、感染或者卫生条件不佳等情况，应加强换药；术后7~8天根据切口愈合情况拆线；切口完全拆线之前不可淋浴，以擦浴为主。

（2）导管出口护理。术后早期对腹透管出口的护理很重要，重点是预防出口处感染，促进愈合，保持导管固定。导管出口处应保持干燥；出口外面的导管应该用敷贴或胶布顺着导管的自然方向固定好位置，外接短管置于专门的腹袋里，贴身放置，避免牵拉，否则可导致出口处的损伤和愈合不良；在手术切口换药的同时对出口处同样进行换药，但是不要用含碘的消毒液直接接触导管，可用生理盐水或者10%氯化钠溶液清洗出口处导管；进行导管或者出口处操作的时候，导管和出口处禁止接触剪刀、针尖等锐利物品；要保持腹透管、钛接头以及外接短管的紧密连接，防止松动和脱落。

（3）其他注意事项。术后应早期下床活动，一般在术后第二天即可下床，这样可以促进胃肠道蠕动，防止导管移位；避免盘腿坐在床上，盘腿坐姿会导致腹腔容积减小，腹内压增加，导管易移位；术后应保持大便通畅。

腹膜透析置管手术,特别是解剖法置管的手术创伤相对较大,为了让手术伤口有充分的时间愈合,在病情允许的情况下,可在腹膜透析置管2周后开始腹膜透析治疗。但是如果患者病情需要紧急透析,也可以在手术后立即开始腹膜透析。置管术后立即开始透析有发生渗漏的风险,因此一般选择从小剂量、卧位开始,每次留腹500~1 000 mL,每天透析总量2~4 L,之后根据患者实际情况再逐渐增加剂量。

　　APD技术的应用给术后早期透析带来更多的便利,利用夜间患者卧位,设置小剂量的透析模式,可以很好地规避渗漏风险,使得腹膜透析顺利进行。需要说明的一点是,不管是手工换液还是APD,透析处方一定要个体化,因为不同个体的腹腔容量和耐受性是不一样的。

10 居家腹膜透析需要准备哪些物品？

在家里做腹膜透析需要准备一些物品，常用的包括腹膜透析液、碘伏帽、蓝夹子（用于夹闭管路）、腹透机（如果做APD的话）；以及小桌子或者小车（用来放置腹透液等）、血压计、体温计、秤（用来称量透出液重量以及体重）、恒温袋或恒温箱（用来加热透析液至人体适宜温度）、挂钩或输液架（用来悬挂透析液）、肛袋（洗澡时用于保护导管和出口）、洗手液（包括快速手消毒液）、口罩（尽量选择医用型口罩）、消毒棉签、酒精（用来消毒桌面和紫外线灯等）、紫外线灯（用来定期消毒房间）、敷料（用于保护出口）和胶布、计时器、腹膜透析记录本、笔等。

在进行换液操作的环境里，应该避免存在针、刀片等锐器，以免损伤透析的导管，操作过程中不推荐使用剪刀。

需要注意的是，上述很多物品是消耗品，比如肛袋、手消毒剂等，应日常检查，定期补充，避免需要用的时候才发现已经用完。绝大部分的透析中心会免费提供腹膜透析记录本，其余物品需要自行在门诊、医疗器械店或其他正规途径购买。

三、腹膜透析

慢性肾脏病知识丛书

腹透液需要定期更换，换液的地方需要符合一定的条件才可以。腹膜透析换液需要的场所并不大，只要大约数平方米的大小，确保能放下一张小桌子来摆放物品和有地方来悬挂腹透液就可以了，做 APD 的患者还需要有空间来放置腹膜透析机器。一般换液在家里或者医院完成，但是偶尔也会因为出差或者其他原因，不能在这些既定的地点换液，需要临时找一个相对独立和安静的地方进行换液。换液的空间以卫生为第一要素，应该满足下面的条件：① 洁净干燥，在换液的时候要暂时关上风扇和门窗，防止灰尘飞舞或进入室内，桌面应擦拭干净；② 光线充足，不管是自然光源或人工光源，应保证能清楚看到自己的操作和每一个物品；③ 建议不要养宠物，如有宠物，不要让宠物接触到透析相关的物品，透析过程中身边不要有宠物；④ 用于换液的房间，须定期进行紫外线消毒。

腹膜透析换液后要做哪些事情?

　　腹膜透析换液结束并不意味着这一次的治疗结束，其后还有一些收尾工作需要做。首先就是检查放出来的腹透液，看看腹透液的基本性状，是否有混浊或者出血等。正常情况下引流出来的透析液是淡黄色透明的液体，偶尔会看到有一些白色絮状物，呈线状或者膜状，这些絮状物的主要成分是纤维蛋白，出现少量的纤维蛋白是正常现象，不必担心。如果引流出的腹透液混浊不透明，或怀疑有血时，应该保留并且报告给医生或护士。其次要做好记录，腹透液放出后要进行称重，在记录本上记下放出液体的重量以及透析时间。最后还要把物品收拾好，包括将不要用的蓝夹子和碘伏帽放在固定地方，把使用过的废液袋和碘伏帽丢弃到垃圾桶里。一般废液都是倾倒进马桶冲走，如果有乙肝等传染病，可以在马桶里放一块消毒片。

三、腹膜透析

慢性肾脏病知识丛书

如何保护好腹膜透析导管？

腹膜透析管是腹透液进出腹腔、进行腹膜透析的通道，导管最佳位置应位于直肠膀胱（子宫）陷凹。腹透管是腹透患者的"生命线"，保护好它，才能维持正常的透析治疗，还有利于预防外出口感染。

腹透管的常见破损原因有以下几点：① 长期弯曲打折；② 牵拉导管；③ 消毒不规范，使用含乙醇的消毒液；④ 洗澡时进水，或洗澡后未妥善固定和消毒出口；⑤ 抓挠出口，在出口处使用爽身粉，涂抹药物等；⑥ 穿紧身裤、皮带压迫、磨损；⑦ 锐器误伤。

保护腹透管重在预防：

（1）妥善固定导管，避免牵拉。早期出口顺应导管走向，3 M 弹力胶布 Ω 法固定于导管下方 5 cm 处 3 M 透明贴膜上，注意避开髂脊；长期出口覆盖纱布者，顺应导管走向，在距离出口 5 cm 处用纸胶布蝶形交叉 Ω 法固定；长期出口不覆盖纱布者，同样顺应导管走向，在距离出口 5 cm 处用纸胶布蝶形交叉 Ω 法固定。

（2）保持腹膜透析装置及出口清洁干燥；有结痂时勿强行除去痂皮，可用生理盐水浸润；腹透管放于专用腹带中，腹带不要压在出口处，应佩戴于出口上方；勿弯折导管；不要穿紧身裤，避免皮带的压迫和磨损。

（3）禁止使用酒精消毒出口，禁止擅自涂抹药物、爽身粉；禁止在腹透管周围使用剪刀；防止抱小孩时误伤导管；禁止泡澡和游泳，置管 6 周后，若出口愈合良好，可在肛门袋或者洗澡保护膜保护下淋浴，每次淋浴后必须消毒出口，固定导管。

14 常用的腹膜透析液有哪些？如何选择？

目前国内常用的腹透液主要是葡萄糖腹膜透析液（其他如多聚葡萄糖腹膜透析液、氨基酸腹膜透析液等暂时还没普及）。根据腹透液中葡萄糖的浓度不同，分为 1.5%、2.5%、4.25% 葡萄糖浓度的腹透液。葡萄糖在腹透液中起什么作用呢？不同葡萄糖浓度的腹透液，其渗透压不同。腹透液中葡萄糖浓度越高，腹透液渗透压也越高，人体的水分越是往腹腔跑，那超滤的水也就越多，容易超滤脱水。一般来说，患者每天的排出量在 1 000 ～ 1 500 mL（排出量 =24 小时尿量 +24 小时腹透超滤量）。我们首先选择 1.5% 腹透液，如果发现腹透超滤减少，体重增加明显，血压升高，有浮肿、胸闷、气急等情况，那就选用 2.5% 腹透液，甚至 4.25% 腹透液，还可以增加腹透次数，缩短留腹时间。反之，当患者进食减少，出现血压下降、口干、皮肤干燥或皱缩等情况时，那可能是超滤过多了，需要适当降低腹透液葡萄糖浓度，必要时需静脉补液。腹透液的葡萄糖浓度越高，对腹膜的伤害也越大。所以，在腹透时尽量选择 1.5% 葡萄糖浓度的腹透液，但如果希望增加腹透超滤脱水量，则选择葡萄糖浓度高的腹透液。

根据钙离子浓度不同，腹透液可分为 1.25 mmol/L 钙离子浓度腹透液（常称为低钙腹透液）和 1.75 mmol/L 钙离子浓度腹透液（常称为普通钙腹透液）。严格意义上讲，1.25 mmol/L 钙离子浓度最符合人的生理钙离子浓度，因此该浓度的腹透液又称为生理钙腹透液，目前常规推荐使用生理钙腹透液。

腹透液根据葡萄糖和钙离子浓度的不同，有不同的规格，医生会根据患者的具体情况，选择合适的腹透液进行腹膜透析，以减少腹膜透析的各种并发症，获得最佳的透析效果。

当您看到自己的化验单上血肌酐值在800μmol/L 左右时，请不要惊慌，尿素氮、肌酐要在很高浓度才具有一定程度的毒性。单纯血肌酐不是判断腹膜透析充分性的指标，而且腹膜透析仅仅起替代作用，不能把损伤的肾功能逆转，所以血肌酐不会出现明显下降。

　　腹膜透析做得好不好，首先是自我感觉最重要，吃得下、睡得着、精神体力恢复、无水肿、无骨痛、无皮肤瘙痒等，这些都是腹膜透析充分的表现。我们还可以通过一些检查指标来判断，比如血压、血红蛋白、白蛋白、血钙、血磷等是否达标，医生还会要求您做透析充分性评估（KT/V）、腹膜平衡试验，一般术后一个月、情况稳定后每六个月检查一次。所以，出院后还得记得定期来门诊哦！

16 医生为什么要让腹膜透析患者定期做腹膜平衡试验？

世界上没有两片一模一样的叶子，同样，不同个体的腹膜面积、转运功能也各不相同，因此即使两位患者使用相同的腹膜透析处方，但超滤量、清除毒素的效果也可能不同，这就要求我们选择适合的腹透液浓度、剂量、留腹的时间等。腹膜平衡试验的基本原理是在一定条件下测得腹透液中与血液中肌酐和葡萄糖浓度的比值，据此确定患者腹膜溶质转运的类型，根据腹膜的转运功能来调整腹膜透析方案。

举个例子吧：如果腹膜平衡试验结果是高转运，那么您的腹膜清除毒素又快又好，但如果腹透液留腹时间长的话，通过腹膜透析超滤脱水反而不行，长时间可能会导致您出现浮肿、血压升高等情况，您更适合留腹时间短的方式，如夜间干腹或者自动化腹膜透析等。假如是低转运，那么您水分清除得不错，但毒素高，会出现恶心、呕吐、食欲差等情况，这时如果您能耐受，入腹常规腹透液量由 2 L 增加至 2.5 L、3 L，或者可以选择血液透析联合腹膜透析的方式来加强毒素的清除，或直接改腹膜透析为血液透析。

不同腹膜平衡试验结果的意义见表 3-1。

表 3-1　不同腹膜平衡试验结果的意义

平衡试验结果	水分清除	毒素清除
高转运	差	优秀
高于平均转运	一般	良好
平均值转运	良好	良好
低于平均转运	良好	一般
低转运	优秀	差

17

居家腹膜透析患者为什么需要定期到医院随访、就诊？

抗击尿毒症是一个漫长而艰巨的过程。腹膜透析是一种治疗手段，并不是学会了简单的操作就可以高枕无忧了，它不能替代全部肾脏功能。机体虽然会逐步适应并维持病态平衡，但一个细小的插曲都有可能打破这种平衡，比如饮食结构的改变、容量的过多摄入、腹膜功能的变化等。而初始的变化人体虽无察觉，但已对机体产生了危害，因此腹膜透析患者要定期到医院随访。一方面，医护人员会综合化验指标、临床症状及体征及时发现在治疗过程中的问题并予以纠正，预防疾病进展和并发症的发生；另一方面，患者在随访过程中能结识有相同问题的病友，互相交流应对疾病的技巧，建立新的社交圈。最终在专业医护人员的持续监督和指导下不断强化饮食、用药、病情监测及并发症等相关知识。

新患者预约出院后 2 周第一次随访，之后每月随访一次，有并发症者随时预约就诊；开始透析一个月后行第一次腹膜评估，以后每 6 个月评估一次；每 6 个月须更换腹外短管，有破损者及时更换。每年进行一次心肺、感染性疾病以及肿瘤相关检查。如果有异常项目，须单项定期复查。

每 3 个月检查项目：血常规、血生化、甲状旁腺激素。

每 6 个月评估项目：血常规、血生化、甲状旁腺激素、C 反应蛋白、β_2-微球蛋白、血清铁三项、透析充分性评估（KT/V）、腹膜平衡试验、糖化血红蛋白（糖尿病者）。

每 12 个月体检项目：血常规、血生化、甲状旁腺激素、C 反应蛋白、β_2-微球蛋白、血清铁三项、透析充分性评估（KT/V）、腹膜平衡试验、糖化血红蛋白、肿瘤六项、输血前常规、心电图、心超、颈部血管 B 超、胸部 CT。

18 腹膜透析居家治疗时自我管理很重要，应如何管理？

俗话说"三分治疗，七分护理"。由于腹膜透析是一种居家治疗，所以"护理"的任务自然由患者本人及家属来承担。那腹膜透析应如何管理呢？请先不必焦虑、担心，谨记下列九大事项，在自我管理时就会得心应手、无往不利。

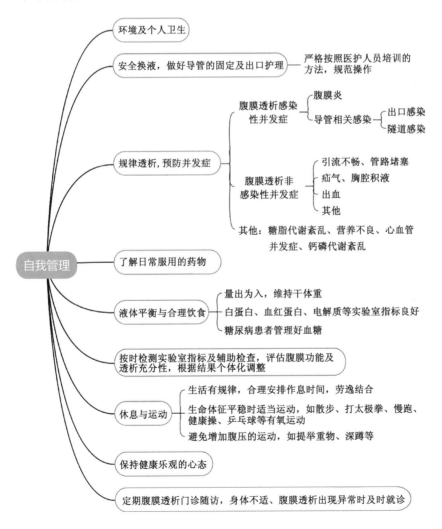

在自我管理时，有两点十分重要，需要着重关注。

（1）做好手卫生。掌握正确的洗手七步法，每次洗手时按手心、手背、手指缝、大拇指、手指背、手指尖、手腕的顺序清洗，养成良好的洗手习惯。

（2）每次腹膜透析换液后均要仔细检查透出液清亮度。据清亮或混浊情况可分为 4 个程度。

0 度透出液清而透亮，为正常透出液。1 度透出液清而不透亮，为疑似发生腹膜透析相关腹膜炎，请立即就医。同时关注有无发冷、体温升高、腹痛、腹胀等症状，注意肛门排便排气情况。2 度透出液混浊，内可伴有絮状纤维蛋白，3 度透出液混浊程度更重，内可伴有团状纤维蛋白。2、3 度均为高度怀疑发生腹膜透析相关腹膜炎，须进行下面的操作：第一，保留混浊的透出液；第二，在家进行腹腔冲洗 1~3 次；第三，待腹腔冲洗完毕后第一时间携带最初混浊的透出液就医。

19　腹膜透析患者的饮食应注意什么？

腹膜透析患者的饮食原则是科学饮食。具体包括：① 足够的优质蛋白；② 多膳食纤维、维生素；③ 避免高磷食物；④ 控制盐的摄入；⑤ 足够的热量，但限制甜食和脂肪的摄入；⑥ 出入平衡。

饮食中要重点关注盐、磷、钾的摄入。

（1）盐。每日盐的摄入量不超过 3 g，不推荐食用低钠盐，因为摄入低钠盐易致高钾血症。避免食用含钠高的食物，如咸肉、酱油、泡菜、火腿、咸菜、榨菜等。建议将腹膜透析患者需要食用的未加盐的菜盛出来，之后再将每餐定量的盐撒在菜上。

（2）磷。低磷饮食，800~1 000 mg/d，控制血磷0.87~1.45 mmol/L。含磷高的食物包括：① 动物内脏、鱿鱼、虾；② 坚果类，如核桃、腰果等；③ 各种腌制熟食、加工食品，如方便面、火腿肠、饮料类；④ 菌菇类；⑤乳制品，如牛奶、优酪乳、乳酪等。请不要喝荤汤。

（3）钾。不需严格限制钾的摄入（高血钾者除外），需依个人的生化检验值做适当调整。维持血钾在 3.5~5.5 mmol/L。腹膜透析患者高血钾不常见，患者进食少、腹泻、腹膜炎时，常常发生低钾血症，需要进食高钾饮食或给予补钾药物。含钾高的食物有蘑菇、红枣、香蕉、橘子、柚子、海苔等。

大家知道，不少血液透析患者无尿，需通过血液透析来清除体内过多的水分，由于血液透析每周只做 2~3 次，因此患者需要严格控制水分摄入。有人认为，腹膜透析每天都做，每天都可以超滤脱水，因此腹膜透析患者可以放松对水分的控制。事实真是这样的吗？

　　腹膜透析患者相对于血液透析患者，对水分控制的要求虽然没有那么严格，但也需要控制水分的摄入。因为腹膜透析患者随意喝水会引起水分潴留，进而会导致水肿、体重增加、血压升高，严重时可出现呼吸困难、心力衰竭，甚至危及生命！相反，腹膜透析患者在无水肿、总出量大于 1 000 mL、出汗过多、腹泻、呕吐等情况下严格控水也可能导致脱水、低血压等不良后果。所以，腹膜透析患者控制水分摄入的总体原则是出入量要保持平衡！建议有小便的腹膜透析患者定期记录 24 小时小便量、腹膜透析超滤量，同时记录一天中摄入液体成分的量，并定期测量体重，来评估水分摄入是否过多或过少。

腹膜透析时体内的容量平衡对于患者至关重要，所以记录每日腹膜透析的超滤量是必须的。大家需要认真测量灌入量及引流量，从而计算超滤量，并记录在您的透析记录本上。随诊时带上记录本，以便医护人员及时调整您的透析方案。那么，什么是腹膜透析的超滤量呢？

每次超滤量 = 放出腹透液量(引流量)-之前灌入腹透液量（灌入量）

每日超滤量 = 一天中每次超滤量的总和

对于传统腹膜透析患者，须将一天中的所有交换液均计算入内；对于利用自动化腹膜透析机行腹膜透析的患者，透析结束后超滤量能直接在机器上获取。

三、腹膜透析

慢性肾脏病知识丛书

什么是腹膜透析超滤衰竭？

如患者近期水肿加重，全部采用 2.5% 腹膜透析液进行腹膜透析，超滤还是不多，水肿还是不缓解，这时需警惕腹膜透析超滤衰竭的发生。那么，什么是腹膜透析超滤衰竭呢？

国际腹膜透析协会将腹膜透析超滤衰竭定义为 4.25% 葡萄糖透析液留腹 4 小时后超滤量小于 400 mL。超滤衰竭分膜性超滤衰竭和非膜性超滤衰竭两类。最常见的是膜性超滤衰竭 I 型，表现为透析液内葡萄糖吸收过快，从而导致跨膜渗透压梯度在短时间内降低或消失，致使跨膜毛细血管超滤减少，超滤能力降低甚至丧失；II 型常见于腹膜通透性及有效腹膜面积减少致超滤减少；III 型是由于腹膜炎或其他各种原因引起的腹压增高、淋巴回流增加等原因引起毛细血管超滤能力降低，从而超滤减少。非膜性超滤衰竭最常见的原因为腹腔透析液渗漏。

腹膜透析超滤衰竭是引起腹膜透析治疗失败的常见原因之一，出现超滤衰竭后应尽早来院寻找并去除诱因，可通过暂停腹膜透析、改用生物相容性好的透析液、使用糖皮质激素药物等改善腹膜功能。

23 腹膜透析的急性、慢性并发症有哪些?

　　随着医学的进步,腹膜透析技术不断地改进,腹膜透析的置管手术也更加简便,风险更小,腹膜透析的优势被越来越多的患者看到而选择腹膜透析治疗。但腹膜透析也存在着一些急性或慢性并发症。

　　腹膜透析的急性并发症常见有:① 损伤腹腔脏器,患者如存在腹腔内粘连、膀胱过多充盈、先天畸形,会有损伤腹腔脏器的可能;② 血肿或血性腹水,凝血机制障碍等情况在置管术中易引起血肿或血性腹水,血性腹水还可因女性月经、血小板减少、腹膜炎、腹膜小血管破裂、卵巢肿瘤、多囊肾破裂等因素引起;③ 腹透液渗漏,过度肥胖、腹膜切口过大而缝合不严密或腹壁比较薄弱时,有可能会出现腹壁、外生殖器、臀部、大腿部等邻近部位的水肿;④ 腹透管进出不畅,大网膜包裹、飘管以及纤维蛋白凝块堵塞是导管进出不畅的主要原因;⑤ 感染为腹膜透析最常见的并发症之一,可分为腹腔内、出口处及隧道感染;⑥ 其他常见急性并发症还有腹痛、电解质及酸碱平衡紊乱、超滤过多或过少、呼吸困难、血糖异常等。

　　腹膜透析随着时间的延长,除了可发生部分急性并发症外,还存在一些慢性并发症,常见有:① 疝气或阴囊积液,腹透液的灌入会使腹压明显升高,便可能形成疝气及阴囊积液;② 胸腹漏,多由腹透液通过横膈腱缺陷进入胸腔而造成;③ 心血管系统并发症,容量持续过多易出现心功能不全;④ 营养缺失综合征,蛋白质、氨基酸、水溶性维生素在腹膜透析治疗中会持续丢失,需注意补充。

腹膜透析时为什么会出现腹膜透析液进出不畅？

腹膜透析时需要将腹透液灌入腹腔，在腹腔内保留数小时后再引流出来，因此腹透液通畅地进出腹腔是腹膜透析顺利进行的前提。

很多原因都会引起腹透液进出不畅，比较多见的是大网膜包裹、导管移位及纤维蛋白凝块堵塞。大网膜包裹常出现腹透液进出均缓慢，出液量明显减少或完全不出；导管移位时进液通常较快，出液初始时较快，后期出液缓慢，并可有出液量明显减少，这时通过摄片能明显观察到腹透管的位置出现了偏移；如出现纤维蛋白凝块堵塞，可有突然出现的腹透液进出不畅，引出的腹透液中往往有较多的絮状物，这时需警惕腹腔感染的发生。

术中损伤腹腔内脏器致出血，或者术后出血量较大时，也需考虑血凝块堵塞导管可能，此时引流出的腹透液多为颜色较深的血性腹透液。过度肥胖、腹膜切口过大而缝合不严密或术后过早进行腹膜透析时，腹透液或腹水可沿管周间隙外漏出现腹透液渗漏。当然，还有导管扭曲或被肠道挤压这些情况也会出现腹透液进出不畅，一般活动后可自行缓解。

为什么腹膜透析透出液中会出现白色絮状物？应如何处理？

　　正常情况下引流出来的腹透液是清亮淡黄色透明液体，偶尔会出现像棉絮样的东西，这是腹腔内的纤维蛋白，多数情况下属正常现象，但是患者在感染或者管路刺激的情况下，透析液中棉絮状的东西会显著增加。因此，在透析液中出现絮状物的时候，首先要判断患者是否出现了腹膜炎，有没有腹痛、发热、透出液混浊等三大腹膜炎的表现。如果患者有上述三者中的任意一个表现，就要小心是否出现了腹膜炎，应及时到腹膜透析中心进行检查和治疗。如果没有这三种情况，也要注意观察腹透液进出的速度是否正常，因为这些棉絮状的纤维蛋白可以进入腹透管，引起导管的堵塞而导致进出液不畅。如果发现进出液变慢，甚至进出液困难，就要小心是否是纤维蛋白堵塞了腹透管，应联系腹膜透析中心进行处理。

三、腹膜透析

慢性肾脏病知识丛书

腹膜透析治疗最大的优势就是可以居家透析，即在家里自己操作而不必依赖医生、护士。但是，一旦出现以下情形，则必须尽快去医院就诊，完善相关检查并尽早治疗，防止病情进一步加重。

（1）患者每日应仔细观察腹膜透析引流出的透析液是否有颗粒、絮状物、变色或者混浊，如有，应立即就医。

（2）如有发热、畏寒、腹痛情况发生，要及时就医。

（3）发现腹透管外出口或隧道红肿，疼痛，有分泌物。

（4）外接短管和腹膜透析液管路连接处松脱、污染，或管路有破裂、渗漏（即刻用蓝夹子夹闭腹透管），需立即就医。

（5）腹透液出入不畅。

（6）腹透液超滤减少，出现浮肿、胸闷、气急等症状，不能平卧。

（7）出现恶心、呕吐，大便不畅，腹泻等症状。

（8）出现各种疝气，如腹疝、切口疝、膈疝等情况，需要立即就医。

27 腹膜透析患者出现腹痛时为什么要及时去医院就医？

腹膜透析是尿毒症患者肾脏替代治疗的主要方法之一，因可居家透析，受到广大患者的青睐。但是腹膜透析也有不少并发症，腹痛就是腹膜透析患者常见的并发症之一。

引起腹痛的原因较多，如出现腹痛的同时伴有发热、腹透液混浊表现，考虑腹膜透析相关性腹膜炎，应及时联系腹膜透析中心的医护人员，尽快将腹透液送检，并尽早治疗，以防延误时机，导致腹膜失功，不能进行腹膜透析，而需要拔除腹透管改血液透析。严重腹膜炎可导致感染性休克、败血症，甚至死亡。

如果是食用不洁食物后出现腹泻、腹痛、呕吐等症状，可考虑急性胃肠炎引起的腹痛，应尽快治疗，避免出现肠道感染后引起腹膜炎。

透析操作初学者在透析过程中因灌液操作不当，将透析液袋中的气体灌入腹腔内引起腹痛、肩背腰部疼痛，若疼痛较剧烈，可考虑气腹，须立即就医。

其他原因引起的腹痛，如消化性溃疡、胆道感染、泌尿系统感染、便秘、肠梗阻等原因引起的腹痛都应立即就医诊治，防止病情进一步加重。

三、腹膜透析

慢性肾脏病知识丛书

腹膜透析是肾脏替代治疗的方式之一，有能保护残余肾功能、操作简单方便、不受血管条件影响等优点。但是，腹膜透析也存在各种并发症，其中腹膜透析导管出口处感染和隧道感染是常见并发症。

　　腹膜透析导管出口处感染主要表现为导管与皮肤接触处出现脓性分泌物，同时可能伴有出口处皮肤发红的现象。而腹膜透析隧道感染指的是沿导管隧道的皮下出现了红、肿、热、痛，甚至是皮下有波动感等炎症反应的表现，部分患者经超声检查可发现局部皮下有积液。腹膜透析导管出口处感染和隧道感染是引起腹膜透析腹膜炎的一大诱因，所以患者在日常生活中应注意观察导管出口的颜色以及有无分泌物，或者检查隧道处按压时有无分泌物或脓液，或局部摸到脓肿，一旦出现上述现象，则提示发生感染，应及时就医，尽快处理。

四、肾移植

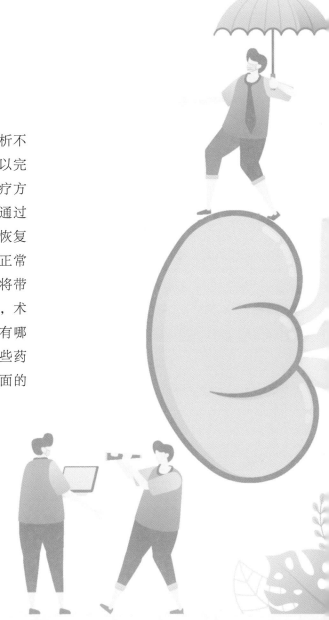

与血液透析和腹膜透析不同，肾移植是目前唯一可以完整替代肾脏功能的一种治疗方案。将一个健康的肾脏，通过手术方式放入患者体内，恢复其血液循环后，使其发挥正常的肾功能。在这里，我们将带您了解哪些人适合肾移植，术前需完善哪些事宜，手术有哪些并发症，术后需服用哪些药物、做哪些定期复查等方面的知识。

各种原因，如慢性肾小球肾炎、IgA 肾病、狼疮肾炎、多囊肾、某些泌尿系统梗阻等导致慢性肾功能衰竭，病肾不能完成正常肾脏排泄代谢产物、纠正水电解质和酸碱平衡紊乱的功能，此时将来自供体的肾脏通过手术方式植入受者体内，从而代替自体肾脏实现上述功能，这个过程叫肾移植。成功的肾移植可全面恢复肾脏功能。

　　自 1954 年国际上第一次成功实施肾移植以来，肾移植已成为终末期肾病患者的治疗首选。肾移植相对于规律去医院进行的血液透析和规律在家进行的腹膜透析而言，患者可以获得更好的生活质量，回归工作岗位，但是也得承担相应的风险。目前肾移植技术较成熟，对相关内科问题的管理是影响患者长期存活率的关键。

2 肾移植是否需要把原来的肾脏先切除？

肾移植就是老百姓俗称的"换肾"。因此，很多人以为肾移植是把原来的肾脏切除，再接上一个新的肾脏。其实，肾移植是给尿毒症患者移植一个新的肾脏，通常新的肾脏置于腹膜外右侧髂窝或者左侧髂窝。

原来的肾脏要不要切掉呢？目前我们的原则是不主张切掉的，这主要基于两个方面的考虑：首先，原来的肾脏虽然已经衰竭，不足以维持人体的功能需求，但是仍然保留有一定的肾功能和内分泌功能；其次，切除病肾对患者来说是一次比较大的创伤，会进一步增加手术风险和并发症发生的风险，得不偿失。但是，如果病肾相关的疾病仍然存在，且由于病肾的存在造成人体健康进一步损害，我们就要权衡利弊，考虑是否切除病肾了。

以下情况最好行自身肾脏切除：① 肾脏畸形或梗阻后继发难治性感染不能有效控制，为了减少移植后感染暴发的风险，需要行原肾切除；② 患肾癌、肾结核或有重度蛋白尿的患者，移植前需要病肾切除；③ 原肾动脉狭窄导致难以控制的高血压，这类高血压加强透析和应用降压药物效果均较差；④ 多囊肾体积过大，影响移植肾植入，或有相关的持续感染、严重出血的患者也需要切除自身肾脏。

四、肾移植

慢性肾脏病知识丛书

3 接受肾移植的最佳时机是什么？肾移植前是否需要血液透析？

在我国，很多患者发现肾脏疾病存在时，已经处于肾脏病的终末期，考虑肾移植时，往往已经在规律血液透析或者腹膜透析，这时候的残余肾功能不到年轻健康者的10%。国际上建议患者在肾小球滤过率低于20 mL/min时，就可以加入移植等待的行列，即我们平时所说的无透析移植（优先移植）。

通常认为，已经规律血液透析、腹膜透析者再行肾移植，则长期结局不如更早肾移植者。有研究显示，肾移植前的透析时间越长，肾移植后的死亡风险越高，且这种关系存在"时间依赖"。移植前未透析或透析时间小于6个月的患者，其移植肾后5年和10年的存活率较透析时间大于2年的患者高20%～30%。这种更高的死亡风险可能来源于心血管问题，长期透析者更易有钙磷沉积导致的血管硬化。

但也不是所有终末期肾病都是越快移植越好。对于一些肾衰竭进展快的患者，应慎重考虑手术时机；对于局灶节段性肾小球硬化症、急进性肾炎、膜增殖性肾小球肾炎、狼疮性肾炎或者有高滴度免疫复合物的患者，以及存在抗肾小球基底膜抗体者，应等待6～12个月，以确保其原发病至术前无活动性，以免原发病在新的肾脏出现同样的问题。间质性肾炎也要查明原因，控制原发病后才考虑移植，以免原发病在移植肾复发。

尿毒症症状严重，伴有高血压、高血脂、心功能不全、严重贫血等情况者，宜先透析一段时间，尽快改善营养和心功能，控制高血压和高血脂，纠正贫血，因为身体状况良好是肾移植成功的重要保障。

因此，对于医生而言，判断肾移植的最佳时机需要依据患者个人的体质、病情、身体器官健康状况等条件来做综合考量，不能够简单地一概而论。当患者出现终末期肾病后，一定要到具有相应资质的医院就诊，让医生进行全面评价，如果具备移植条件，则早日接受移植；如果还需要透析治疗，则按照医嘱严格控制饮水量，合理调整饮食，保持良好心态。

慢性肾脏病知识丛书

4 肾移植应具备什么条件？

（1）年龄。现阶段肾移植对于年龄没有明确的限制，我国目前年龄最小的一例肾移植患者仅2个月26天。当患者年龄大于60岁时，就需要严格评估患者的心、肺、肝脏及血管等的功能，判断患者是否能耐受。患者年龄越大，所承担的手术风险也越大。

（2）活动性肝炎患者不能做肾移植。但是对于肝炎病毒携带者（乙型肝炎病毒表面抗原阳性）来说则有争议，最好根据肝穿刺结果来确定。已确诊的肝硬化患者不宜做肾移植。

（3）冠心病、不稳定型心绞痛的患者一般不宜马上做肾移植。对于有明显症状的冠心病患者，应先行冠状动脉造影评估，必要时"搭桥"手术成功后再接受肾移植。

（4）活动性消化性溃疡患者不适宜马上做移植。该类患者由于术后要使用大量激素，因此术前必须将溃疡治愈。

（5）对于体内有活动性慢性感染病灶的患者，应先进行系统治疗，待感染控制稳定后再做肾移植。

（6）有恶性肿瘤且已发生转移的患者禁忌行移植，因为免疫抑制可能使肿瘤发展或复发。

（7）因为移植后需要终身维持治疗，患有精神性疾病、依从性差、经济条件差的患者，不能考虑肾移植。

5 肾移植术前患者通常要做哪些准备？

在肾移植术前，患者通常需要做一些准备工作，包括从心理到生理等各方面的准备，以更好地迎接手术，以及适应手术后身体上发生的变化。

（1）思想准备。了解肾移植的基本知识和术后可能发生的各种并发症，有一定的风险承担能力。还应了解肾移植后并非一劳永逸，需要与医护人员积极配合，服从治疗，定期复查。

（2）身体准备。患者应尽量保持机体处于相对稳定状态，不应有呼吸道感染、外伤等；透析患者应彻底纠正水、电解质紊乱，尽可能提高血红蛋白水平；心功能不全应尽早纠正；应在充分透析的同时改善和提高受者的体能，以适应手术后机体内各种变化。

（3）经济准备。肾移植围手术期及术后所需费用较大，所以患者要有一定的经济承受能力。

（4）患者准备充分并符合条件后，需要到专科医生处评估并录入国家等待系统。

（5）术前检验检查。除了配型所需的抽血之外，还需要进行血常规、红细胞沉降率、生化、凝血功能检查，以及心功能、传染病等的抽血检验。此外，患者还需要配合完成心电图、胸片、肝胆胰脾肾超声、心脏超声等相关检查。

为什么准备行肾移植的尿毒症患者如果存在贫血，不建议输血？

对于肾移植前输血问题存在不同的说法。

对于经过正规的促红细胞生成素等抗贫血治疗，贫血纠正仍不理想、促红细胞生成素抵抗的患者，拟移植前血红蛋白水平较低，未达手术要求的患者，输血是肯定的。

存在争论是因为有观点认为移植前输血有利于移植后的抗排异，相反观点则认为输血可能诱导细胞毒抗体的产生和病毒感染的风险增加。随着重组促红细胞生成素的广泛应用，以及低氧诱导因子脯氨酰羟化酶抑制剂治疗肾性贫血的口服药物的出现，输血的必要性也在降低。国外对大量的肾移植数据进行总结分析，在环孢素 A 应用以前的时期，术前给肾移植受者输全血可提高移植肾的存活率，对肾移植是有利的。在进入环孢素 A 时代以后，输血的这种优势已大为降低，而由于输血会增加病毒感染的机会和可能同时输入毒性抗体，目前认为应尽量减少输血。但如果是亲属供肾，有研究表明，提前将供者血液输注给受者，再行肾移植可提高移植肾的存活率。

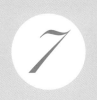

什么是群体反应性抗体？群体反应性抗体升高可以肾移植吗？

群体反应性抗体是指移植受者体内的抗人类白细胞抗原的抗体。有多次输血、生育史和再次移植的患者受到同种人类白细胞抗原免疫致敏可产生群体反应性抗体，它是各种组织器官移植术前筛选致敏受者的重要指标，与移植排斥反应和器官存活率密切相关。如果患者在曾经的输血或者器官移植中接触过他人的人类白细胞抗原，则会产生较强的抗性，不利于器官移植配型。

在早期，高敏状态确实极大地干扰了这些患者接受肾移植手术，但是随着科学技术的发展，近些年来出现了一系列治疗措施来降低等待移植受者的群体反应性抗体值，使高敏患者相对安全地接受肾移植成为可能。

目前对于群体反应性抗体值＞10%的高致敏受者，通过多种措施，包括术前HLA配型寻找合适的供肾避开敏感位点、术前采用血浆置换或免疫吸附清除抗体，补体依赖性淋巴细胞毒性试验阴性、混合淋巴细胞培养（有条件者做）阴性者，肾移植成功的概率更大。

四、肾移植

慢性肾脏病知识丛书

什么是组织配型，肾移植前为什么要进行组织配型？

供、受者之间移植抗原的差异是引起排斥反应的免疫学基础。移植肾存活质量与供、受者之间移植抗原的相符程度密切相关。配合程度越高，排斥反应发生越少，移植肾存活质量越高。反之，配合程度越低，排斥反应发生次数越多，越不利于移植肾存活，严重的可导致移植失败。因此，肾移植需要供、受双方进行组织配型。通过双方的血样检测 ABO 血型、补体依赖的细胞毒性（CDC）交叉配型、人类白细胞抗原匹配、群体反应性抗体，找到两个最相似的，肾移植手术之前的组织配型就完成了。肾移植术前配型至关重要，契合的术前配型不仅能降低肾移植术后并发症的发生率，而且能提高移植肾和肾移植受者的生存率。

肾移植术前组织配型包括：

（1）ABO 血型匹配。最好是同型匹配，除了同型外，亦可按相容匹配原则。同型即 A 型给 A 型，B 型给 B 型，O 型给 O 型，AB 型给 AB 型，而相容主要指 O 型可以给 O 型以外的其他血型，AB 型可以接受 AB 型以外的其他血型。非相同或相容血型一般不建议移植，但某些亲属移植，在进行血浆滤过预处理血型抗体的前提下，可进行不同血型间移植。

（2）补体依赖的细胞毒性试验。双方都要抽取血样，做淋巴细胞共同孵育，检查受者血清中是否有针对供者的淋巴细胞毒抗体，这是预防超急性排斥反应所必须做的试验。按受者血清将供者淋巴细胞杀死的比例来判断，阴性为 < 10%，弱阳性为 10% ~ 15%，阳性为 > 15%。一般情况下，一个供肾会同时进行几个受者的交叉试验，医生会尽量选择数值最低的受者进行肾移植。这就是为什么有的人配型好几次才做上手术，因为有人比你更合适。

（3）人类白细胞抗原六抗原配型。人类白细胞抗原（HLA）是人类组织相容性的决定因素，分两大类，共有 6 个位点：HLA-Ⅰ 抗原 3 组基因编码分别排序为 HLA-A、HLA-B、HLA-C；HLA-Ⅱ 抗原包括 HLA-DR、HLA-DP、HLA-DQ 位点。其中供、受者的 HLA-DR 抗原是否相合最为重要，依重要性排列依次为：HLA-DR ＞ HLA-B ＞ HLA-A 和 HLA-C。双方位点相同数越多越好。医生所说的"三同""四同"就是这个意思。

（4）群体反应性抗体。预测受者是否存在高敏免疫状态，识别其不可接受的 HLA 抗原。判断标准为无致敏者群体反应性抗体（PRA）为 0～10%，中度致敏者 PRA 为 11%～50%，高度致敏者 PRA ＞ 50%，移植肾存活率依次下降。中、高度致敏与超急性排斥反应密切相关，基本没有移植的可能。既往是否接受过器官移植，有无输血、妊娠、感染等，进行的透析方式以及透析龄，都要跟医生交代清楚。等待手术时间如果很长，特别注意要 3～6 个月定期检测一次，如果 PRA ＞ 10%，最好 3 个月查一次。

肾移植后如何进行个人护理？

（1）伤口护理。应用抗菌皂清洗以保持伤口清洁。如果您发现伤口有任何异常，例如红肿或者有液体渗出，请立即通知您的医生。

（2）口腔护理。应该使用柔软的牙刷，这样才不会损伤牙龈。饭后注意口腔卫生，清洁口腔时，可以应用抗菌漱口液漱口。如果您装有假牙，应该在每次饭后彻底地清洗它们。

（3）一般的身体卫生。使个人健康卫生维持在良好的水平是很重要的，有助于降低感染的风险。应该尽量注意以下方面：经常清洗，最好选择淋浴；饭前、便后要洗手，用指甲刷彻底清洁指甲。

（4）皮肤和头发护理。使用类固醇皮质激素，如强的松时，在您的面部、胸部、肩部或者背部可能会出现痤疮。如果痤疮加重，每天用温和的抗菌皂局部清洗3次，并且确保将肥皂彻底冲洗干净。沐浴时使用温和的肥皂，并在沐浴后使用润肤乳液。应避免使用染发剂、烫发液和漂白剂，使用品质良好的头发调理剂。

（5）保护肾脏，避免受到外力创伤。移植肾脏放置于髂窝内，距体表比较浅。移植肾由于没有正常解剖位置时的肾脂肪囊，缺乏缓冲作用，在外力挤压时很容易受到损伤，所以应穿宽松衣裤，避免压迫移植肾。在外出活动时，一方面要遵守交通规则，另一方面要注意自我保护。不骑快车，不乱穿马路，乘车时要选好位置，不要靠近座位扶手而立，以免车辆急转弯或急刹车时，扶手碰到腹部而损伤肾脏。

（6）注意保持良好的精神状态。由于对疾病的过度关注，有些患者会出现焦虑的情绪，担心排斥反应，对术后出现的不良反应过于敏感，甚至产生睡眠障碍，这时做好自我心理调节非常重要。要树立战胜疾病、恢复健康的信心，正确对待疾病。肾移植术后，每个患者都可能发生排斥反应或并发症，只要积极配合医生的治疗，大多数患者可以治愈和康复。出院以后，要学会如何安排自己的生活、工作和学习，逐步达到恢复与正常人一样生活的目的。

（7）保持家庭环境的清洁。您应该有规律地清洁厨房和浴室，尤其是冰箱。用一般的去污剂和液体清洁剂进行清洁。应经常打扫房间，每2周更换一次床上用品。

（8）不在家里饲养宠物。饲养宠物会增加感染的机会，故通常不建议在家饲养宠物。如想要饲养，一些鱼类、爬行类、啮齿类动物增加感染的机会比较低，可以饲养。短毛动物（如短毛狗）也是一种选择，而且短毛动物比较容易清洗。由于有患弓形虫病的危险，应该避免养猫，而鸟类是葡萄球菌的携带者，因此不建议养鸟。如果饲养宠物，应该避免直接接触它们的粪便，而且在清洗笼子时要戴手套，最好让别人替您完成。不要让宠物舔您的手或脸，如果偶尔发生，立即用肥皂和水清洗被舔部位。保持所有宠物的器皿清洁，例如喂食物的碗，让这些器皿远离自己的物品。

（9）建议不要种植盆栽植物。由于可能会感染土壤中的微生物，因而不建议种植盆栽植物。比较理想的是水生植物，但是不应该将它们放置在厨房或者卧室中。由于发生感染的可能性很高，因而在移植后一年内不宜进行任何园艺工作。一年以后可以做一些轻体力的园艺工作，但是应尽量避免较脏的工作，例如种地或者收集树叶，而且进行园艺工作时要戴手套。

10 接受肾移植术的患者，手术后的饮食应注意什么？

由于免疫抑制剂的作用，肾移植患者免疫力降低，要坚持饮食清洁卫生、种类丰富多样，从而保证营养均衡。比如，蔬菜水果要充分洗净才能生食；肉食、熟食要尽可能充分加热后再食用。冰箱里的食物应避免拿出来立即食用，必须再次清洁或者充分加热。禁食腐败变质的食品，不吃剩饭剩菜。烹调时食物要切成小块，烧熟煮透，避免外熟里生，尤其在炎热的夏季更应注意。此外，碗筷等要定期煮沸消毒，方法是用开水煮 10～15 分钟，可防止胃肠道感染而引起腹泻、呕吐。

肾移植成功后肾功能逐渐恢复正常，但不是说可以和正常人一样没有限制地饮水，因为饮水量过大会加重肾脏负担，一般维持尿量在每日 1 500～2 000 mL 就可以了。饮食结构和饮食量需要控制，最佳监测指标就是体重，肾移植后体重增加不要超过原来体重的 10%。

豆制品因含有大量的植物蛋白，其代谢后产生胺，会加重肾脏负担，所以肾移植患者术后要少吃豆类及豆制品食物，一般认为每天要低于 50 g。对于尿蛋白阳性的患者更是如此。摄取动物蛋白时，最好以鱼、禽、蛋为主，但仍需注意蛋白质摄入不要过高，过量摄入蛋白质会增加肾脏负担。一般成人每天每千克体重摄入 1～1.2 g 蛋白质即可。

大量摄入盐可以导致或加重高血压病。有高血压的肾移植患者每天盐的摄入量不超过 2 g，无高血压的患者每天摄入量不超过 6 g。可以使用香草或香料代替食盐，选择芥末、低脂蛋黄酱、低脂色拉等调味品改善食物的味道。

多食糖容易诱发糖尿病，而且免疫抑制剂本身就可能诱发糖尿病。糖尿病不仅对心血管系统有影响，而且会影响移植肾功能，增加排斥反应发生率。因此，应该少吃甜食。

尿酸高的患者，要避免高嘌呤饮食，如动物内脏、海鲜、豆类食品。

对于移植后的患者，建议清淡饮食，限制脂肪含量高的食物（如动物内脏、蛋黄等），少食容易过敏的虾蟹等甲壳类食物，避免饮酒。

宜食逐水利尿的食物，如冬瓜、鲫鱼、黑鱼等可长期食用。

免疫抑制剂会抑制钙质吸收，增加钙排出，时间长了会导致骨质疏松，所以患者要注意补钙。钙的食物来源以奶制品为好，不但含钙高，吸收率也高。其他含钙丰富的食品有鱼松、虾皮等。但不是所有患者都需要补钙，如移植后仍有甲状旁腺功能亢进的发生，需密切监测血钙、磷、全段甲状旁腺激素（iPTH）、碱性磷酸酶等来调整饮食和治疗方案。

除以上基本原则以外，医师也会叮嘱一些免疫抑制剂服用相关禁忌，比如他克莫司、环孢素不能与葡萄汁、西柚汁一起服用等。其余食物均可以参照正常饮食，无须刻意吃一些特别食物，对于无法确定能否食用和少见的食物，尽量不要食用。

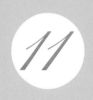

11 肾移植患者为什么不能随意吃滋补品？

肾移植术后，患者或家属均希望患者早日康复，国内都有中药进补的传统习惯，有些患者可能会产生寻求某些滋补品来加快身体恢复的念头。但这对于肾移植受者而言是不科学的，甚至是非常危险的。因为一些滋补品会增加机体的免疫力，这样就会干扰免疫抑制剂的作用，甚至诱发排斥反应。所以肾移植患者应该尽量避免食用（使用）提高免疫力的食物（药物）等。

（1）常见的提高免疫力的食物：白木耳、黑木耳、香菇、鳖。

（2）常见的提高免疫力的中药：人参、蜂王浆、西洋参、党参、黄芪、枸杞。

（3）常见的提高免疫力的药物：丙种球蛋白、干扰素、白细胞介素、转移因子等。

目前已知的药品中，冬虫夏草的类似物百令胶囊可以在增加免疫力的同时，不引起排斥反应。但在服用该药物之前，也必须征求肾移植专科医生的意见。

慢性肾脏病替代治疗的那些事

慢性肾脏病知识丛书

12　肾移植手术安全吗？

目前肾移植手术是器官移植领域成功率最高、预后最好的手术。肾移植手术的成功与否往往取决于以下因素：

（1）对于准备接受肾脏移植的患者，术前应该进行全面系统的检查和准备，确保自身的健康状况足以进行手术。某些潜在的致命性疾病，例如肿瘤、感染等，在移植后抵抗力低下时会明显加重。心脑血管系统、胃肠道疾病等可能增加手术及术后抗排异药物应用的风险，术前进行有效的预防和干预可以显著降低移植后风险。

（2）做好组织配型。要使肾脏移植成功，新肾脏需要来自具有相同组织类型和相容血型的捐赠者。契合的术前配型不仅能降低肾移植术后并发症的发生，而且能延长移植肾和肾移植受者的生存率。如果受者体内存在抗体，PRA > 10%，通过 HLA 配型寻找合适的供肾，术前采取免疫吸附或血浆置换清除抗体，肾移植成功的几率会更大。

（3）把握肾移植的时机，往往越早进行肾移植越好。如果可能，建议在真正需要透析之前进行肾移植手术，但是这种机会比较少，因为大多数选择进行肾移植的患者，需要花费很长时间等待合适的供肾，因此适时地进入血液透析或腹膜透析治疗还是必需的。对于已经接受透析治疗的患者来说，透析质量也是关系到移植安全的重要因素。透析治疗的主要目的是调节机体内环境，纠正水、电解质及酸碱平衡紊乱，进行支持治疗和积极干预伴随疾病等。

当然，与任何手术一样，肾移植手术也可能会有问题和并发

四、肾移植

慢性肾脏病知识丛书

症。肾移植手术后的潜在风险包括：

（1）肾功能延迟恢复：新的肾脏可能不会立即开始工作，移植后可能需要继续进行一段时间的透析，直到新的肾脏开始发挥正常的肾功能。

（2）各种排斥反应：受者身体可能会排斥供者肾脏，因此移植后需要药物来帮助身体接受新的肾脏。

（3）新的肾脏失去功能：受者的新肾脏可能会在数年后衰竭，需要进行第二次移植或重新进行透析治疗。

（4）肿瘤的发生：移植后服用免疫抑制药物可能会增加患者发生肿瘤的风险。

（5）高血压、高血脂、糖尿病和高尿酸血症：移植后服用的药物也会增加此类代谢性疾病发生的风险。

（6）心脏病发作或中风：与没有接受移植手术的人相比，移植手术会使受者面临更高的发生心脑血管疾病的风险，尤其是在患有高血压、高血脂或糖尿病的情况下。

虽然肾移植存在着这些潜在的风险，但总体来看，肾移植受者的生存率高于依赖透析的患者。

13 肾移植患者术后为什么需要定期去医院随访？

在移植了他人的肾脏后，受者机体就会对这个不是自己的器官进行免疫攻击，这就是所谓的排斥反应。肾移植受者和移植肾要获得长期存活，必须解决排斥反应，患者术后必须长期服用免疫抑制剂，相应的代价是患者的免疫力降低，感染和肿瘤的发生率增加。同时，各种免疫抑制剂引起的心血管、肾、肝、骨髓、神经等器官的毒性，会导致各种严重的术后并发症，威胁移植受者／肾的存活和患者的生活质量。

移植的成功来之不易，肾移植患者出院后，千万不能有"肾移植手术成功就万事大吉"的思想，更不能对术后治疗和检查掉以轻心，不按医嘱服药和复诊，并错误地认为"等人感到不舒服再来找医生也不迟"，这个时候往往为时已晚，失去治疗机会，惨痛的例子在临床上屡见不鲜。只有通过定期复查，与医生经常沟通，使医生能及时发现问题，重新审视免疫抑制剂方案是否合理，并及时处理，这样才可逆转或延缓患者的移植肾功能损害，将各种术后并发症控制在最低限度内，使患者带肾时间延长，生活质量提高。

肾移植患者一般复诊项目有：① 血常规评估血液情况；② 尿常规发现肾脏异常；③ 谷草转氨酶、谷丙转氨酶、总胆红素、直接胆红素、间接胆红素、总蛋白、白蛋白、球蛋白评估肝功能；④ 血肌酐、尿素氮评估肾脏功能；⑤ 血糖、高密度脂蛋白、低密度脂蛋白、胆固醇、甘油三酯评估各种心血管危险因素；⑥ 监测免疫抑制药物的血药浓度。抗排异药物剂量不够，可导致排异反应；剂量过高，又会带来副作用，因此要密切监测血药浓度，这样既能有效防止排斥反应，又避免药物浓度过高带来的一系列问题。

肾移植后每3个月复查一次移植肾彩超、免疫全套。除进行以上项目的检查外，根据情况还需要考虑检查的内容包括胸部X线、水电解质、血尿酸、血肿瘤抗原（男性要检查前列腺特异性抗原）、全身皮肤、粪便潜血、骨密度等。以下项目根据情况选择，但至少每5年要检查1次：心脏彩超，主动脉、髂动脉、下肢动脉彩超，眼底检查（女性患者进行乳腺检查、阴道镜检查）。

检查结果需要由肾内科医生或肾移植专业的医生评估，医生还要对患者进行系统体格检查，特别是血压、体重等。一旦发现问题，要及时处理，必要时到原移植中心进行诊治。

以往的经验表明，患者复诊越频繁，肾移植效果就越好，因为这样可以及时发现那些潜在的隐患，并及时处理。患者每年至少要到原移植中心或附近指定的移植中心进行一次系统评估，因为这里有更加丰富的经验、更加专业的技术以及更加先进的设备。

肾移植患者术后不能放松警惕，要严密监测排斥反应、感染风险等。大体上患者移植术后刚开始到医院复诊的频率高，随着时间推移，到医院复诊的频率会下降。

多数医院的肾移植中心对复诊频率的要求如下：① 术后前3个月，1周1次；② 术后半年到1年，2周1次；③ 手术1年以后，1个月1次，逐渐拉长。上述只是一个大体方案，肾移植病友要积极配合医生的复诊要求，从而更好地收获第二次肾脏健康。

14　肾移植患者术后如何科学、合理地用药？

（1）免疫抑制剂：是肾移植术后最重要也最必需的用药。免疫抑制剂旨在减少肾移植排斥反应，主要有糖皮质激素、烷化剂、抗代谢类药物、生物制剂、钙调磷酸酶抑制剂和中药制剂这几类。其中强的松、吗替麦考酚酯、硫唑嘌呤、环磷酰胺、环孢素、他克莫司、雷公藤总苷等都是最常用的免疫抑制剂。

（2）抗生素：由于移植肾友们的免疫受到抑制，抵抗力降低，感染的风险会相应增加，因此术后早期通常需要在医生的指导下应用抗生素，以预防或治疗各类感染，包括细菌、病毒、真菌感染等，防止它们诱发排斥反应。

（3）保肝药：由于术后肾友们用药较多且繁杂，而许多药物都经过肝脏代谢，容易引起肝损害，尤其是环孢素、硫唑嘌呤、抗生素、抗病毒制剂等，所以应用保肝药物也十分必要。选择保肝药时，大家应注意遵医嘱，避免选用具有肾毒性和易增强免疫作用的药物。

（4）降压药：高血压是肾移植术后较常见的并发症，所以不少肾友都需应用降压药来控制血压。常用降压药物有钙离子拮抗剂、血管紧张素转换酶抑制剂、β受体阻滞剂、α受体阻滞剂和利尿剂。

（5）降脂药：肾移植术后患者易发生血脂代谢异常，多表现为继发性高脂血症。对于这类肾友，要遵从医生指导，应用降脂药治疗。目前他汀类是治疗肾移植患者血脂异常的首选药物。

（6）降尿酸药：肾移植术后往往伴有高尿酸血症，非布司他或苯溴马隆都是肾移植患者常用的降尿酸药物，需要根据医嘱选用。

四、肾移植

慢性肾脏病知识丛书

（7）抗贫血药：有些患者由于免疫抑制剂的应用或排斥反应的影响等可能会发生贫血。药物纠正贫血的方法包括皮下注射促红细胞生成素、口服或静脉补充铁剂、口服叶酸及维生素B_{12}等。

最后，由于药物的应用涉及较多专业判断，所以肾移植患者一定要在医生的指导下选择合适的药物，切勿擅自停药、调整药物剂量或盲目用药，以免损害肾功能，影响移植的远期效果。

15 为什么肾移植术后要检测抗排异药物的血药浓度？

由于肾移植患者在术后主要靠药物维持免疫抑制状态，因而需要患者长期定时服药，以控制和降低排异的发生。肾移植术后免疫抑制剂的应用直接影响移植肾的存活，肾移植患者需要终身服药。

现如今都实行个体化治疗方案，医生会根据每个患者自身情况选择两种或三种免疫抑制剂联合应用抗排斥治疗，这样可以尽可能地把多种药物的有效应用剂量控制在最低水平，以减少每一种药物的毒性反应，并通过联合用药实现有效抗排斥反应的目的。

长期服用免疫抑制剂，如果服用剂量不足，达不到有效血药浓度，会发生急性或慢性排斥，影响移植肾长期存活。如果服用剂量过多，会降低患者的抗感染能力，易于合并严重感染，或出现药物毒副作用。

因而患者必须定期随访，进行肝肾功能、血药浓度等全面检查，在医生指导下调整免疫抑制剂用药剂量。患者切勿长期不进行随访检查，切勿随意改药、减药或自行停药。

四、肾移植

慢性肾脏病知识丛书

16 | 什么时候需要做移植肾穿刺活检术? 它有哪些风险?

一些患者在肾移植术后会出现血肌酐升高、蛋白尿、血尿、无尿或少尿等症状，服药后病情仍未好转。由于引起这些症状的因素较多，常规的实验室检查无法明确诊断，所以常常需要依靠肾活检来明确具体病因、病情、病种和发病机制。对出现上述症状者，最好尽早行肾活检，根据活检结果制订出合理的治疗方案。

另一些患者没有任何临床表现，各项检查指标正常，移植肾功能良好，按照一定的时间去医院行肾活检，这种叫作常规肾活检。常规肾活检的意义是未雨绸缪，及早发现并处理各类可能发生的并发症，将它们扼杀在"摇篮"之中。临床上就经常通过常规肾活检诊断出患者处于药物中毒早期，或存在亚临床排斥反应，即没有任何临床表现的排斥反应，在及时调整治疗方案后，保证了移植的效果，提高了患者的长期生存率。这就是为什么在移植肾功能正常的情况下，医生也会要求患者定期做肾活检。

通常建议于移植术后1个月、6个月和12个月时常规行肾活检，具体的检查时间可咨询专业医生。

移植肾活检的主要风险为出血、感染，但发生率较低，总体是安全的。

17 活体供肾有什么优点？法律上对活体供肾有什么规定？亲属供肾需要配型吗？

肾移植手术中，供肾的一个重要来源是活体肾。活体器官捐献者必须自愿、无偿，年满18周岁且具有完全民事行为能力。活体器官捐献人和接受人限于以下关系：① 配偶（仅限于结婚3年以上或者婚后已育有子女）；② 直系血亲或者三代以内旁系血亲；③ 因帮扶等形成亲情关系（仅限于养父母和养子女之间的关系、继父母与继子女之间的关系）。活体供肾移植主要具有以下优势：① 扩大供肾来源，缩短受者等待时间；② 亲属活体供肾比尸体供肾更容易获得较为理想的HLA配型，可降低术后出现排斥反应的可能性；③ 术前可以全面评估供肾质量，并选择恰当的手术时机；④ 冷、热缺血时间明显缩短，可减少缺血再灌注损伤导致的移植肾不良事件发生；⑤ 便于在供者健康状况允许的条件下，在移植术前对受者进行免疫干预。

尽管大部分亲属供肾有一定的血缘关系，但仍然需要详细的术前评估和交叉配型。如果配型良好，受者在术后更易得到安全的免疫抑制状态，而配型不好的供者应尽量淘汰，以防止排斥反应的发生。此外，有研究表明，完全匹配的亲属肾移植患者移植肾脏的存活率明显增高。

交叉配型是移植前的最后免疫学筛选步骤，在完成HLA抗体筛选分析后，待选供者的淋巴细胞成为患者血清的靶细胞。出现抗供体HLA抗体细胞毒性的IgG是不宜移植的关键证据。因此，在移植前应彻底评估患者的抗体情况。

四、肾移植

慢性肾脏病知识丛书

18

哪些患者不适合接受肾移植手术？

理论上讲，各种肾脏疾病进展至终末期阶段，经一般治疗无效，或者各种原因造成的不可逆肾衰竭，均可行肾移植。但在实际工作中，应参考患者的年龄、原发病种、机体状态和供肾因素等多方面综合评估而定。当患者存在一些禁忌证（表4-1）时，不建议行肾移植手术。

表4-1 肾移植的禁忌证

绝对禁忌证	相对禁忌证
未治疗的恶性肿瘤	癌前病变，既往患有恶性肿瘤
活动性结核	精神疾病
艾滋病／艾滋病病毒（HIV）携带者	严重的淀粉样变
未控制的持续感染	难控性糖尿病
预期寿命＜5年	年龄限制（＞70岁或＜2岁）
近期心肌梗死	重度肥胖或者营养不良
严重血管性疾病	某些复发率较高的原发性肾脏病
合并其他器官（心、肺、肝）终末期，且无联合器官移植适应证时	华氏巨球蛋白血症
	镰状细胞病

19 哪些肾脏病导致的尿毒症患者接受肾移植后，原发病容易复发？

不同的肾脏疾病均可能发展为尿毒症，最后患者只能接受肾移植手术，但是部分患者在肾移植后，原来的肾脏病可能会复发，再次出现蛋白尿、血尿，甚至肾功能不全。那么，哪些肾脏病在肾移植术后容易复发呢？

（1）局灶节段性肾小球硬化。据报道，局灶节段性肾小球硬化患者移植后复发率为 30%～50%，其中一半的复发会导致移植肾失功。尽管存在复发的可能，但目前普遍认为局灶节段性肾小球硬化不是肾移植的禁忌证。

（2）膜增生性肾小球肾炎。Ⅰ型膜增生性肾小球肾炎复发率可达 70%，其中 30% 的患者可能会因此丧失肾功能。Ⅱ型膜增生性肾小球肾炎几乎都会复发，但有临床表现者较少。

（3）溶血性尿毒综合征。该病移植肾复发率为 1%～25%。

（4）草酸病。该病患者移植效果差，因为一旦复发，草酸会沉积在肾脏中，造成移植肾失功。

（5）胱氨酸病。虽然胱氨酸沉积在移植肾较常见，但一般不影响移植肾的功能。

四、肾移植

慢性肾脏病知识丛书

20 原发病为糖尿病和狼疮性肾炎的尿毒症患者可以做肾移植吗？

糖尿病是导致尿毒症的常见原因。毫无疑问，肾移植或胰肾联合移植是治疗终末期糖尿病肾病的一种方法。

评估患者生活质量的研究表明，对于糖尿病患者而言，移植优于透析。虽然所有的肾脏替代治疗方法都可以延缓糖尿病并发症的发生和发展，但是成功的移植可以纠正尿毒症，控制血压，更有益于稳定或改善神经障碍、糖尿病胃轻瘫和视网膜病变等并发症。

但并不是说所有的糖尿病患者均适合肾移植，因为糖尿病患者可较早发生血管硬化，且糖尿病患者患有脑血管和外周血管疾病的危险性也增加。因此，术前需要由专科医师仔细检查和详细评估后决定是否适合行肾移植术。

系统性红斑狼疮是常见的自身免疫性疾病，而狼疮性肾炎是系统性红斑狼疮较常见且严重的并发症。狼疮性肾炎在目前规范治疗下，总体的远期预后是不错的，但仍然有一小部分病情严重的患者，逐步进展为尿毒症，需要接受肾脏替代治疗，包括透析和移植。

有研究表明，狼疮性肾炎患者可以安全地接受肾脏移植，疗效与其他非糖尿病尿毒症患者类似。此外，肾移植术后免疫抑制剂的应用，不但能保护移植肾，而且有利于对原发病的治疗。因此，近年来狼疮性肾炎患者行肾移植术有增加的趋势，但最好在移植前治疗临床活动性系统性红斑狼疮。

21 多囊肾病等遗传性肾病患者可以行肾移植吗?

中华医学会器官移植学分会制定的肾移植操作技术规范中明确指出，肾移植的适应证包括遗传性疾病，如 Alport 综合征、多囊肾病、肾髓质囊性病。

多囊肾病是最常见的遗传性肾病，多囊肾病患者是良好的肾移植受者，与低风险人群相比，患者及移植肾的存活率并无明显区别。多囊肾病患者多合并多囊肝等病变，因此，行肾移植术应考虑到肝脏的功能能否负担免疫抑制剂等药物的影响。同时，多囊肾病患者常合并颅内动脉瘤，有破裂出血的风险，有头痛或者动脉瘤家族史者需要明确有无中枢动脉瘤。另外，对于合并有囊内感染、反复出血和高血压的患者，以及多囊肾过大而影响肾移植手术者，均应在肾移植前切除患侧肾脏。

其他遗传性肾病较少见，有薄基底膜肾病、Alport 综合征、Fabry 病。除了薄基底膜肾病主要表现为反复发作的血尿，肾病程度较轻外，其他均可发展到终末期肾病。有文献报道，Alport 综合征患者肾移植效果较好，但有 3% ~ 4% 的患者可并发移植后抗 GBM 抗体性肾炎，此类患者再移植效果较差。

22

肾移植有什么风险?

肾移植是通过手术把供肾植入肾衰竭患者的体内，并不是只要有肾脏就能做肾移植手术，供肾的血型和组织类型都要与接受者相匹配，否则患者的身体会排斥移植肾，导致移植肾无法正常工作。值得注意的是，即便血型和组织类型都匹配，排斥现象也有可能出现，即使完成移植当时不出现，很多年后也有可能出现，进行肾移植后，大部分患者的生活质量会大大提高，但排斥反应、经济压力等各种因素又会影响移植效果。因此，选择移植前，患者要深入了解肾移植，理性看待肾移植。

肾移植存在一定的风险：① 如果移植肾无法正常工作，则又需要透析；② 长期服用免疫抑制剂会有一定的副作用，如增加白内障、糖尿病、癌症等疾病的发生风险；③ 由于抗排斥药会造成免疫力低下，细菌、病毒这些病原体容易乘虚而入，所以，移植后常面临感染的问题，如上呼吸道感染、尿路感染、肺炎、肠胃炎等。

与一般的外科手术相比，肾移植受者由于存在着不同程度的器官功能受损和代谢紊乱，并且长期使用免疫抑制剂，因此，肾移植术后的并发症也较多。归纳起来可分为三类：急性并发症、远期并发症、外科并发症。

肾移植术后常见的急性并发症有急性排斥反应、移植后急性肾小管坏死、移植肾功能延迟恢复。

远期并发症包括移植后心血管疾病、移植后糖尿病、高脂血症、移植后肿瘤、无菌性骨坏死、慢性移植肾病、感染等。

肾移植术后常见的外科并发症有：① 血管并发症，如出血、肾动脉血栓形成、肾静脉血栓形成、血管吻合口破裂、肾动脉狭窄；② 泌尿系统并发症，如尿漏、输尿管梗阻；③ 其他外科并发症，如切口感染、淋巴囊肿、移植肾破裂。

23

何为肾移植术后的排斥反应，分几种类型？发生的原因有哪些？

　　我们的身体很容易识别一样东西是不是自己的，一旦发现不是自己的，免疫系统就会产生强烈的排斥反应，将不是自己的东西弄出去或者打倒。机体对各种致病因子都有着非常完善的防御机制，其中对外来物，如细菌、病毒、异物等异己成分进行攻击、破坏、清除，正常情况下这是机体的一种自我保护机制。但肾移植后，供肾作为一种异物被机体识别，机体的免疫系统被动员起来，针对移植物进行攻击、破坏和清除，这就是排斥反应。这时的排斥反应对机体而言是破坏性的，一旦发生排斥反应，移植肾将会受到损伤，严重时会导致移植肾功能丧失，危及患者生命。

　　根据发生的时间、发病机制、病理及临床进展的不同，移植后排斥反应可分为四种类型：超急性排斥反应、加速性排斥反应、急性排斥反应和慢性排斥反应。

　　急性排斥反应是各类排斥反应中最常见的一种。根据其发病机制和病理类型，常分为急性体液排斥反应和急性细胞排斥反应。前者是由于移植肾小动脉坏死导致的，后者是由炎症细胞参与的免疫反应导致的。

　　急性排斥反应多发生在术后 1 周到 6 个月内，患者一般表现为发热、尿量减少、移植肾部位肿大、肾功能恶化等，常有不同程度的乏力、头痛、腹胀、食欲减退、情绪不稳、烦躁不安等。

　　慢性排斥反应的发生过程缓慢，一般发生于术后 6 个月以后，呈进行性加重，可出现蛋白尿、血尿、血压升高、贫血、肾功能逐渐下降，一般呈不可逆转性改变，是移植后期移植肾丧失功能的主要原因，也是影响患者长期健康存活的主要原因。

24 为什么说感染是肾移植术后患者最危险的并发症？

肾移植后由于长期使用免疫抑制剂，肾移植受者机体的免疫功能长期处于较低的状态，容易发生各种感染。其他易感因素包括糖尿病、术前受者存在未发现或未彻底治疗的感染、供者未发现的感染等。感染，仍然是造成肾移植失败和患者死亡的重要原因。

肾移植受者不仅容易发生常见的致病微生物的感染，还可以发生少见的机会致病菌感染，并可以出现由细菌、病毒（尤其是BK病毒）、真菌等多种病原体参与的双重感染或多重感染。机会致病菌感染及多重感染多见，尤其以真菌、肺孢子虫、巨细胞病毒的感染常见，而真菌感染及肺孢子虫感染死亡率极高，务必要提高警惕。常见的感染有肺部感染、尿路感染、消化道感染等。

移植后感染发生的时间是关键，多数感染发生在肾移植术后第1个月。此阶段的感染主要与移植肾来源的感染、受者原有感染恶化或复发、外科手术技术以及各种导管有关，包括手术切口感染、手术区感染、肺部感染和尿路感染，多为细菌性和真菌性感染。

术后1～6个月容易发生各种病毒感染和某些真菌的机会性感染，常常是由于肾移植受者体内免疫功能较弱，一些致病菌乘虚而入，或者原来潜伏在体内的病原体乘势而起，引发严重的感染。

术后6个月以后常发生慢性病毒感染、机会性感染和生长缓慢的真菌感染。此阶段常见的感染病原体与普通人基本类似，其中10%~15%的患者可能会出现慢性的病毒感染。

移植后感染非常常见，而感染可导致很多症状，严重者可影响移植肾的功能，甚至可威胁受者的生命。

25 肾移植成功以后的动静脉内瘘如何处理？

随着肾移植术后肾功能的恢复，患者大多可以脱离透析，这时候有些患者可能认为，透析时手臂上做的动静脉内瘘就没作用了，是否可以结扎或者切掉？

肾移植术后，动静脉内瘘是否需要处理要根据患者的具体情况综合评估后决定。保留内瘘的主要风险是心脏负荷的增加，例如心功能不佳的患者，或者原来高位内瘘，对心脏产生的压力较大，甚至已经反复出现左心功能不全的患者，可以考虑尽早结扎动静脉内瘘以减轻心脏的负荷。

虽然移植后动静脉内瘘可能暂时不会使用，但由于肾移植后病情变化多端，某些紧急情况下，如发生排斥反应、肾功能出现暂时下降等情况时，可能还需要通过血液透析来帮助患者度过危险期。因此，肾移植术后，一般无须结扎或者切除动静脉内瘘，相反，还要注意保护内瘘，避免损伤，使其保持通畅。

慢性肾脏病替代治疗的那些事

慢性肾脏病知识丛书